世界卫生组织医疗器械技术系列

WHO Medical Device Technical Series

WHO 新生儿复苏器械技术规范

WHO Technical Specifications of Neonatal Resuscitation Devices

主　译　郑彩仙

主　审　沈云明

译　者（以姓氏笔画为序）

　　　　吴蕴蕴　沈云明　陈　龙　郑　焜　郑彩仙

译者单位：浙江大学医学院附属儿童医院

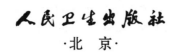

人民卫生出版社
·北京·

版权所有，侵权必究！

图书在版编目（CIP）数据

WHO 新生儿复苏器械技术规范 / 世界卫生组织主编；
郑彩仙主译 . —北京：人民卫生出版社，2024.2
ISBN 978-7-117-36043-2

Ⅰ. ①W…　Ⅱ. ①世…　②郑…　Ⅲ. ①新生儿–复苏–
医疗器械–技术规范　Ⅳ. ①TH789-65

中国国家版本馆 CIP 数据核字（2024）第 050619 号

人卫智网	www.ipmph.com	医学教育、学术、考试、健康，购书智慧智能综合服务平台
人卫官网	www.pmph.com	人卫官方资讯发布平台

WHO 新生儿复苏器械技术规范
WHO Xinsheng'er Fusu Qixie Jishu Guifan

主　　译：郑彩仙
出版发行：人民卫生出版社（中继线 010-59780011）
地　　址：北京市朝阳区潘家园南里 19 号
邮　　编：100021
E - mail：pmph @ pmph.com
购书热线：010-59787592　010-59787584　010-65264830
印　　刷：三河市博文印刷有限公司
经　　销：新华书店
开　　本：710×1000　1/16　印张：5
字　　数：90 千字
版　　次：2024 年 2 月第 1 版
印　　次：2024 年 4 月第 1 次印刷
标准书号：ISBN 978-7-117-36043-2
定　　价：35.00 元
打击盗版举报电话：010-59787491　E-mail：WQ @ pmph.com
质量问题联系电话：010-59787234　E-mail：zhiliang @ pmph.com
数字融合服务电话：4001118166　E-mail：zengzhi @ pmph.com

致谢

基于世界卫生大会决议 WHA66.7,世界卫生组织(WHO)成立了联合国妇女和儿童救生商品委员会(UNCLSC)(附录10),旨在确保和增加包括复苏器械在内的13种用于妇女和儿童救生商品的获取渠道。《WHO 新生儿复苏器械技术规范》在此背景下应运而生。

新生儿复苏器械的技术规范由来自不同背景和组织的专家合作完成,包括 WHO、联合国儿童基金会(UNICEF)、克林顿健康倡议组织(CHAI)、美国帕斯适宜卫生科技组织(PATH)和拯救儿童基金会,并获得源自 UNCLSC 的生殖、孕产妇、新生儿、儿童和青少年健康(RMNCH)信托基金提供的资助。

在 WHO 基本药物和卫生产品司医疗器械政策和获取办公室高级顾问 Adriana Velazquez Berumen 的指导下,Cai Long 和 Didier Mukama 起草了这份技术规范。

值得一提的是,2013 年 6 月,新生儿复苏小组的一个专家小组以及来自 6 个非洲国家/地区的代表聚集在 WHO 总部,首次讨论新生儿复苏器械的技术规范。WHO 感谢每位参与者的贡献(附录 9 为本次会议的会议纪要)。

WHO 诚挚地感谢下列人士在制定这些技术规范期间所作的贡献及对本技术规范进行的审核:

Severin Ritter Von Xylander(WHO);Donna Vivio(美国国际开发署);Manjari Quintanar Solares(PATH);Jillian Zemanek(PATH);Fay Venegas(PATH);Kellen Thomas(克林顿健康倡议组织);Linda Wright(美国国家卫生研究院);Keith Neroutsos(PATH);Indira Narayanan(全球新生儿健康);Stella Abwao(拯救儿童基金会);Susan Niermeyer(科罗拉多大学);Shauna Mullally(联合国儿童基金会);Monique Supiot(联合国儿童基金会);Yukiko Nakatani(WHO);Annie Clark(University Research Co. LLC);William Keenan(圣路易斯大学);Sherri Bucher(印第安纳大学);Mohammed Ameel(印度 NHSRC);Tomomichi Nakazaki(东京女子医科大学-早稻田大学);Lloyd Jensen(犹他大学)。

本项目的资金由生殖、孕产妇、新生儿和儿童健康(RMNCH)信托基金提供,以支持 UNCLSC 的行动实施。

技术编辑 AvisAnne Julien;绘图设计 Cristina Ortiz;整体设计 L'IV Com Sàrl。

缩略语

CE	Conformité Européenne/European Conformity	Conformité Européenne/ 欧洲共同体
CFR	Code of Federal Regulations-FDA（United States）	联邦法规 -FDA（美国）
CHAI	Clinton Health Access Initiative	克林顿健康倡议组织
cm	centimetre	厘米
cmH$_2$O	centimetre of water	厘米水柱
EEC	European Economic Commission	欧洲经济委员会
EU	European Union	欧洲联盟（欧盟）
FDA	Food and Drug Administration（United States）	美国食品药品管理局
g	gram	克
GHTF	Global Harmonization Task Force	全球医疗器械协调工作组
GMDN$^©$	Global Medical Devices Nomenclature	全球医疗器械术语系统
HLD	high-level disinfection	高效消毒剂
IEC	International Electrotechnical Commission	国际电工委员会
IMDRF	International Medical Device Regulators Forum	国际医疗器械监管机构论坛
IMDRF 创始成员国家 / 地区	Australia，Canada，European Union，Japan，United States	澳大利亚、加拿大、欧盟、日本、美国
ISO	International Organization for Standardization	国际标准化组织
JIS	Japanese Industrial Standards	日本工业标准
kg	kilogram	千克
kPa	kilopasca	千帕
L	litre	升
m	metre	米
MHLW	Ministry of Health，Labour and Welfare-Japan	日本医疗卫生和社会保障部门

续表

mL	millilitre	毫升
mm	millimetre	毫米
mmHg	millimetre of mercury	毫米汞柱
N	Newton	牛顿
N/A	not applicable	不适用
NIH	National Institutes of Health（United States）	国家卫生研究院（美国）
O₂	oxygen	氧气
PIP	peak inspiratory pressure	吸气峰压
ROHS	Restriction of Hazardous Substances	限制有害物质
SoPs	standard operating procedures	标准操作程序
UMDNS©	Universal Medical Device Nomenclature System	医疗器械通用名称命名规则
UN	United Nations	联合国
UNCLSC	United Nations Commission on Life-Saving Commodities for Women and Children	联合国妇女和儿童救生商品委员会
UNFPA	United Nations Population Fund	联合国人口基金会
UNICEF	United Nations Children's Fund	联合国儿童基金会
UNSPSC	United Nations Standard Products and Services Code	联合国标准产品与服务分类代码
USAID	United States Agency for International Development	美国国际开发署
WHA	World Health Assembly	世界卫生大会
WHO	World Health Organization	世界卫生组织

执行摘要

联合国妇女和儿童救生商品委员会（UNCLSC）于 2012 年启动确定了 13 种妇女和儿童救生商品的清单，通过获取和正确使用这些商品可避免死亡。这 13 种产品中包括新生儿复苏器械。新生儿复苏器械是一种不可或缺的医疗器械，可以在新生儿出生时帮助其呼吸以避免窒息。《WHO 新生儿复苏器械技术规范》是 WHO 牵头开展该项工作的一部分，旨在确保在每个新生儿出生的场所均可获得质量好、价格适中的新生儿复苏器械以及经过专业培训的医护人员，以帮助婴儿呼吸顺畅并挽救他们的生命。本书介绍了新生儿复苏器械的技术规范和正确使用的方法，为选择和采购新生儿复苏器械提供指导。

新生儿死亡率约占 5 岁以下儿童死亡率的 44%，其中约 1/4（约 70 万）的新生儿因出生窒息死亡，即出生时无法开始和维持呼吸。有效的新生儿复苏、即时护理（包括评估后的充分干燥、抽吸和刺激）以及正压通气，这 3 种干预措施若按需及时实施可以有效减少大量新生儿死亡事件[1]。

根据 2013 年 6 月的《WHO 新生儿复苏指南》和 2013 年 6 月的 UNCLSC 医疗器械技术会议，WHO 医疗器械团队与美国帕斯适宜卫生科技组织（PATH）的新生儿复苏专家、克林顿健康倡议组织（CHAI）和联合国儿童基金会（UNICEF）制定了新生儿复苏器械技术规范，具体内容如下：

第 1 章　带面罩的新生儿复苏气囊的技术规格（译者注：复苏气囊也常称为复苏器、复苏皮囊、苏醒球组等，本文统称为复苏气囊）

第 2 章　吸引器的技术规格

第 3 章　吸引装置的技术规格（译者注：吸引装置也常称为吸引球、吸出器、手动抽吸装置、抽吸设备等，本文统称为吸引装置）

第 4 章　新生儿复苏器械的采购指南

第 5 章　针对进一步的研究

WHO 关于新生儿复苏器械的技术规范是基于现有国际标准、可靠且可循证出版物和现场专家经验制定的。本书基于高质量可循证的文献研究对目前还没有相关技术规范的新生儿复苏器械提供了指导。

《WHO 新生儿复苏器械技术规范》旨在提供最低标准基线以满足日益增长的需求，帮助有需要的医疗机构能够采购到质量好、价格适中、容易获得和适宜的新生儿复苏器械。这些规范旨在为政策制定者、管理人员、采购员、制造商、监管机构和非政府机构，特别是中低收入国家/地区，选择、采购、使用、再处理和报废新生儿复苏器械提供指导。最终目标是挽救儿童的生命，特别是处在资源匮乏环境中的儿童。

简介

新生儿死亡率约占5岁以下儿童死亡率的44%,其中约1/4(约70万)的新生儿因出生窒息死亡,即出生时无法开始和维持呼吸。约3%~6%的新生儿(约600万)需要进行基本新生儿复苏[2]。如果新生儿无法自主呼吸,通过有效的新生儿复苏、即时护理(包括评估后的充分干燥、抽吸和刺激),以及新生儿未能建立自主呼吸时进行的正压通气[1],可以预防大量新生儿死亡事件。然而,缺乏相关的医疗器械是资源匮乏国家/地区医疗机构面临的主要挑战之一[3]。

为了解决在资源匮乏国家/地区面临的上述健康挑战,WHO与其他联合国(UN)机构共同致力于实现千年发展目标4、5和6,特别是降低5岁以下儿童和孕产妇死亡率。基于此,UNCLSC于2012年成立,旨在倡导通过努力减少获得基本卫生商品的阻碍,为世界上最脆弱的人群提供救命药品和卫生用品。

如果可提供简单、基本及价格适中的药品、医疗器械和保健用品,那么到2017年可拯救600万以上妇女和儿童的生命。UNCLSC提出了10项建议(表1)以增加4个类别的13种基本的、被忽视的商品,即生殖健康、孕妇保健、新生儿健康和儿童健康商品[4]。新生儿复苏器械是用于新生儿的13种商品之一。

表1 UNCLSC针对基本的、被忽视的商品的建议

		生殖健康	女用避孕套 节育环 紧急避孕药 男用避孕套	
1	塑造全球市场			
2	塑造交付市场	孕妇保健	催产素 米索前列醇 硫酸镁	
3	创新融资			
4	质量加强	新生儿健康	注射用抗生素 产前皮质类固醇 (ANCS)	加速实现 千年发展 目标4和5
5	调节效率			
6	供应和意识		氯己定 复苏器械	
7	需求和意识			
8	让妇女和儿童可及	儿童健康	阿莫西林 口服补液 盐类 锌	
9	性能和问责制			
10	产品创新			

来源:UNCoLSC-brochure. September 2015(http://www.lifesavingcommodities.org/).

2013 年 5 月,联合国妇女和儿童救生商品委员会提出的建议(WHA66.7 号决议)(附录 10)获得批准,该建议要求 WHO:

1. 与联合国儿童基金会、联合国人口基金会、世界银行、联合国艾滋病规划署、联合国妇女署、国家 / 地区、区域和国际监管机构、私营部门和其他合作伙伴合作,以促进和确保提供安全、优质的商品;

2. 与成员国合作,支持成员国提高监管效率,实现商品注册要求的标准化和统一化,以及精简评估程序,包括优先审查拯救生命的商品[5]。

这 13 种商品包括 3 类医疗器械,参见 2013 年 6 月会议分析和讨论的相关内容(附录 9)。然而,这 3 类商品中的每一类都隐含着更多相关的医疗器械,如表 2 所示。

表 2　推荐的 13 种救生商品清单

生殖健康商品
● 女用避孕套
注射用抗生素用于治疗新生儿败血症
● 2mL 注射器(带针)23G 25mm(带防止重复使用的功能)
● 2mL 注射器(带针)23G 25mm(不带防止重复使用的功能)
● 安全箱,放置用过的注射器 / 针头
● 婴儿秤,小于 20kg
● 体温计,无汞
新生儿复苏器械
● 带有面罩的新生儿复苏气囊,适用于早产儿(0 号)和足月婴儿(1 号)
● 电动或脚踏吸引器 / 泵,负压小于 100mmHg,带有 1 个瓶子
● 抽吸导管,长 50cm,一次性使用,圆锥头,Fr #8
● 吸引装置
● 多功能的吸出器,可打开、清洁和消毒
● 培训新生儿复苏时所用的人体模型 / 模拟器
● 婴儿听诊器

为帮助获得高质量、适宜的救生商品,WHO 医疗器械小组与其他国际组织合作,呼吁相关技术顾问参与编写关于新生儿复苏器械(特别是针对带面罩的复苏气囊、吸引器和吸引装置)技术规范的出版物。因此,这些规范旨在帮助低收入和中等收入国家 / 地区的卫生医疗机构管理人员和工作人员选

择、采购、使用恰当和优质的新生儿复苏器械。

关于新生儿复苏的实践，WHO 于 2012 年出版了《新生儿复苏基本指南》，特别针对需要有效复苏但资源有限的国家/地区。上述出版物中的建议（详见附录 4）基于益处和危害、证据质量等给出。附录 4 中列出的这些指南被用作新生儿复苏建议的基准。《WHO 新生儿复苏器械技术规范》是关于采购正确和恰当的新生儿复苏器械的补充支持手册。

成功的复苏行为需要充足的培训和必要的设备。此外，质量好、可及、可接受且价格适中的医疗器械在有效的新生儿复苏中发挥着至关重要的作用。因此，政策制定者和决策者需提供必要的医疗器械、用品以及培训以确保医疗服务能够发挥应有的作用。

在制定这些技术规范时面临了一些独特挑战，包括：

- 现行标准和专业组织指南存在差异；
- 缺乏对资源匮乏医疗机构中器械配置和使用的循证研究。

用于解决上述挑战的对策，包括与国际非政府组织和协会合作、内部和外部专家咨询、市场评估和系统文献评估等。因此，本文提供了最实用的指南，以支持低收入和中等收入国家/地区卫生机构管理人员在购买和选择新生儿复苏器械期间做出最佳的决策。

如何阅读本书

每章针对每种特定类型的新生儿复苏器械，先提供规格摘要，再提供进一步的信息介绍。详细的 WHO 标准模板技术规格表参见附录。某些技术特性也给予了详细说明。

以下医疗器械的技术规范可在单独的章节中找到：

- 带面罩的新生儿复苏气囊（可重复使用）；
- 吸引器；
- 吸引装置。

接下来的章节阐述了采购指导，最后一章涉及研究议程。

附录包括完整的 WHO 技术规范模板、来自技术规范讨论会的报告，以及与执行联合国妇女和儿童救生商品委员会（UNCLSC）有关的世界卫生大会决议。

目标读者

本书主要面向负责为所有医疗卫生机构采购、供应和使用新生儿复苏器械的政策制定者、管理人员、采购员或专业卫生工作者,特别针对资源匮乏的医疗机构而撰写。

制造商可从本书的规范中受益,生产出质量合格的产品。非政府机构也能够在本书中找到有用信息,以支持无论是通过实物捐赠还是采购获得符合本规范的优质产品。

编写目的

本书旨在通过介绍适宜的新生儿复苏器械,以达到促进复苏技术推广的目的,为资源匮乏国家和地区的各级医疗卫生机构,无论是卫生中心,还是地区医院、门诊诊所、救护车、紧急服务中心和专科医院,只要是需要新生儿复苏器械的地方提供指导。

本书提供了一个最低标准基线,以满足日益增长的需求,帮助有需要的医疗机构能够采购到质量好、价格适中、容易获得和适宜的新生儿复苏器械。这些规格还可用于协助选择、采购、分配医疗器械和培训医护人员安全使用新生儿复苏器械,以减少新生儿死亡。

适用范围

本书包括供采购人员参考的现有证据和建议,以帮助他们在选择符合性能和设计标准的产品时做出明智的决定;还包括针对制造商的科学证据,以便他们可以更好地了解资源匮乏医疗机构的需求,并有利于本地制造商制造适合本地的产品。

新生儿复苏器械是相关指南和WHO文件明确规定的基本优先级医疗器械,例如,2015年7月发布的《关于生殖、孕产妇、新生儿和儿童健康基本干预优先级医疗器械的跨部门清单》。

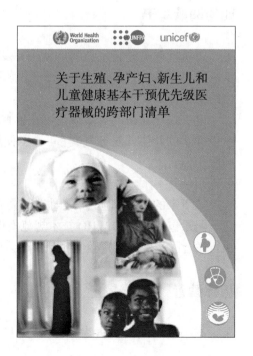

目录

第1章 带面罩的新生儿复苏气囊的技术规格

简要描述

新生儿复苏气囊适用于为体重低于 5kg 的新生儿提供通气。通气可以用环境空气或氧气来完成;该器械可以完全拆卸,易于清洁和消毒。所有部件均采用耐用且高质量的材料制造,可采用各种清洁方法并能适应各种存储条件。它包括如下组件:

- 带有限压保护的非重复使用呼吸式患者呼吸阀:确保气道压力不超过 4.5kPa(45cmH$_2$O),并可产生至少 3kPa(30cmH$_2$O)的气道压力。
- 面罩:半透明。提供两种不同的尺寸:尺寸 0(早产和低出生体重婴儿),圆形,外径 35~50mm;尺寸 1(足月婴儿),圆形,外径 50~65mm。至少符合 ISO 10993-1;ISO 10993-5;ISO 10993-10 或同等标准的硅橡胶或其他材料;或分类为 USP 第 V 类标准的材料。
- 可压缩自动充气式呼吸气囊:硅橡胶或符合标准的任何其他材料。呼吸气囊尺寸:200~320mL。进气阀可配连接氧气管的接头:聚碳酸酯 / 聚砜或其他符合 ISO 10651-4 或同等标准的材料。

1.1 范围

本章制定了一种可反复使用的、自动充气式的面罩式新生儿复苏气囊的技术要求。该复苏气囊使用自充气式气囊提供正压以打开新生儿呼吸道,具体描述见下面段落。这些规范主要基于《WHO 新生儿复苏指南》[1]、国际标准和基于证据的研究出版物。对于没有标准或可靠来源的问题,应基于 WHO 和几个非政府组织以及科研机构的专家和研究人员参与的一系列会议、调查和审查给出建议。

1.2 面罩式新生儿复苏气囊的背景

全球每年约有 290 万新生婴儿在出生第一个月内死亡,超过 100 万人在他们出生的第一天死亡。近 1/4 的新生儿死亡是由分娩时缺氧引起的,也称为胎儿产时窒息[6]。胎儿产时窒息是指在胎儿出生时未能开始和维持呼吸。窒息可由多种原因造成,例如母体窒息、脐带中的血流中断、胎儿贫血、心脏衰竭等[7]。WHO《新生儿复苏基本指南》中指出,如果婴儿在开始复苏之后尚未开始呼吸,建议在出生后 1min 内开始正压通气[1]。

因为其具有自动再充气功能和易用性的特点,面罩式新生儿复苏气囊是最标准的基本新生儿呼吸器械,适用体重小于 5kg 的新生儿。它可以在没有额外的连续动力源或加压气体的情况下使用,这在资源匮乏的医疗机构中尤为重要。对于在充分干燥和额外刺激后仍未开始呼吸的婴儿,应在出生后 1min 内使用新生儿复苏气囊和面罩进行正压通气。WHO 建议开始用环境空气进行通气,如果不成功则应该用 30% 的氧气[1]开始通气。应确保有纯氧的供应,并且能够将氧气与空气混合,以维持新生儿所需的氧浓度,且可通过脉搏血氧仪监测新生儿的血氧饱和度。

带气囊的新生儿复苏器本身并不是新技术,但随着时间的推移,其材料和功能都有所改善和发展。该装置通常由 3 个主要部分组成:复苏气囊、限压阀和面罩(图 1 和图 2)。

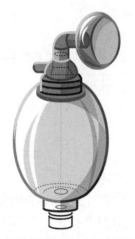

图 1　面罩式新生儿复苏气囊样品

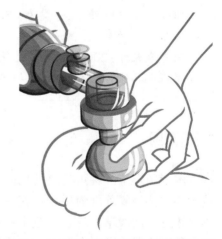

图 2　如何使用面罩式新生儿复苏气囊

建议由接受过相关复苏培训的医护人员操作面罩式新生儿复苏气囊。

1.2.1　自充气式气囊

一个可压缩的自充气式气囊,通常由硅橡胶或类似的经监管部门认可的材料制成,为窒息的婴儿提供所需的正压空气。

出生后的早产儿和足月婴儿自主呼吸潮气量范围为 6.5~7mL/kg。对于窒息的婴儿，建议在复苏过程中以每分钟 40~60 次呼吸的速率维持 4~8mL/kg 的潮气量[8-12]。低通气量（潮气量）可能不足以实现充分的气体交换，并可能导致高碳酸血症或肺损伤（请参阅附录 1 的定义）。动物研究表明，过度通气可能导致容积损伤[13,14]，因此通气开始时的小潮气量比高容量通气更为恰当[15]。根据人因工程实验，"较小的医用气囊更有可能减少潮气量过高的发生率，并为患儿提供更好的、符合指南标准的通气"[16]。

对于大多数出生时体重不足 5kg 的婴儿，200~320mL（附录 3）容量的复苏气囊应足以为新生儿复苏提供通气。

1.2.2 限压阀

为了防止施加过大的压力（可能导致肺损伤），建议使用限压阀。

在复苏期间，可能需要 30~40cmH$_2$O 的初始吸气峰压（PIP）来打开足月婴儿的气道。对于早产儿，20~25cmH$_2$O 可能有效，在某些情况下如刚开始进行复苏时，可能需要超过 40cmH$_2$O 的正压才能启动复苏[8]。

为确保安全和充足的通气，限压阀应该能够承受至少 30cmH$_2$O 的气道压力，而限压阀的最大压力建议为 45cmH$_2$O。

新生儿肺顺应性低，特别是在出生窒息的初始阶段，以及肺部充满肺液和低表面活性物质的早产儿；有时在早期阶段，需要更高的压力或延长充气时间。在这些特定情况下，需要阻塞或超越限压阀限制压力进行通气。针对自充气式新生儿复苏器的用户培训应包括如何及何时以高于限压阀限制压力的压力值进行通气的培训。

1.2.3 面罩

面罩与复苏气囊连接，并覆盖在待复苏新生儿的口部和鼻部。尺寸正确的面罩应该覆盖口部和鼻部，但不能遮住眼睛，不应超出下巴位置。使用尺寸合适的面罩可以减少漏气，对于成功进行有效的复苏至关重要（图 3）。

根据 ISO 10651-4:2002 的规定，面罩应该有一个连接端口。该连接端口具有 22mm 的阴接头或 15mm 的阳接头。

早产儿适合直径为 35mm 或 42mm 的面罩[17]。根据附录 2 中提出的市场回顾和科学证据，建议的面罩尺寸范围为：

- 尺寸 0：外径 35~50mm。
- 尺寸 1：外径 50~65mm。

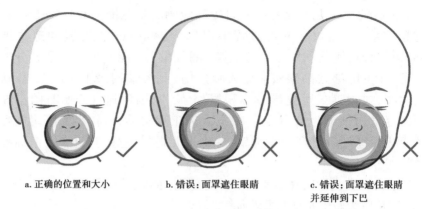

a. 正确的位置和大小　　　　b. 错误：面罩遮住眼睛　　　　c. 错误：面罩遮住眼睛
　　　　　　　　　　　　　　　　　　　　　　　　　　　　　　并延伸到下巴

图 3　正确使用新生儿面罩

　　理想情况下，尺寸 1 面罩用于足月婴儿，尺寸 0 面罩用于早产和低出生体重婴儿。但是，尺寸标准没有明确的规定；用户应该注意，选择用于特定婴儿的面罩时应该遮住口部和鼻部，而不应遮住眼睛或延伸到下巴。制造商和用户应该注意，面罩设计应该具有良好的密封性能并尽可能地限制空气泄漏。可重复使用的面罩应该能够承受适当的再处理：预清洁、拆卸、清洁和高效消毒剂（HLD）/灭菌、重新组装并保持其形状和材料特性。有关再处理的更多细节，请参见 1.4.2。

1.3　遵守标准和法规

　　面罩式新生儿复苏器应符合 ISO 10651-4：2002 呼吸机标准中对操作人员控制的复苏器的特定要求，或符合相应的国家或地区标准。有关其他地区法规和标准的更多详细信息，请参阅本章末尾的规格表。

1.4　其他考虑

1.4.1　如何使用带面罩的复苏气囊

　　以下步骤作为培训人员的一般指导，该指导可根据卫生设施标准和要求进行定制，但应在分娩前准备好新生儿复苏器并测试其功能是否正常[18]。应该注意的是，当复苏器用于新生儿时，抬高胸部、聆听气流运动并检查新生儿心率和肤色的改善至关重要。

　　1. 检查设备并选择正确的面罩。

　　2. 戴上面具，确保密封紧密。伸展头部，将面罩放在下巴上，然后覆盖口部和鼻部。当挤压呼吸气囊时，注意密封，以防因患儿胸部运动造成漏气。

3. 开始通气时,应遵循 WHO《新生儿复苏基本指南》。

4. 器械经预先清洁、拆卸、清洁之后应符合 HLD(高级别消毒)或灭菌要求,重新组装并确保妥善存放以便下次使用。有关再处理的更多细节,请参见 1.4.2。

1.4.2　再处理

可重复使用的新生儿复苏器械(呼吸气囊、面罩、手动抽吸装置)必须在使用后进行适当的再处理,以避免交叉感染并确保设备正常可用。一次性复苏器械必须在使用后丢弃,因为它们不是用可以重复再处理的材料制造的,并且可能不适用 HLD(高级别消毒)或进行灭菌。

确定可重复使用的医疗器械再处理方法应考虑相关医疗器械可能造成的感染风险。为此,斯伯尔丁分类系统[19]概述了医疗器械造成感染传播的风险。这种风险分类将器械分为 3 类:危险、中度危险和非危险性物品。新生儿复苏器械属于中度危险类别,因为它们是与黏膜或非完整皮肤接触的物体,因此构成中等程度的风险。在重复使用之前,这些物体必须不含所有微生物,但允许存在少数细菌孢子。

再处理新生儿复苏器械的方法和步骤因具体产品和应用场景而异。为资源匮乏的医疗机构设计的指南包括以下过程的选定组件:即时预清洁、拆卸、清洁、HLD/灭菌、重新组装和存储。

理想情况下,应遵循制造商的说明(如有)。对于污染的器械,即时的预清洁应该是在处理前保护清洁人员的第一步,这一步使乙型肝炎病毒(HBV)和人类免疫缺陷病毒(HIV)失活,减少但不会消除其他一些微生物[21]。通过用浸泡于 0.5% 含氯消毒剂[19]中的纱布擦拭器械外部,可以进行预清洁。这一步会保护医务工作者,但没有达到高效消毒剂水平,因此仪器尚未准备好重新使用。

然后应拆开复苏器械,确保清洁剂和消毒剂能够正确接触所有表面。下一步是清洁,可用肥皂和水清洗所有可见的有机和无机物质。器械的所有表面必须不含任何物质(如血液或胎儿皮脂),并彻底冲洗以使随后的消毒方法能够起效。复苏器械最理想的消毒方式应该是灭菌处理,或在干燥后接受 HLD 消毒。HLD 可以通过煮沸 20min 或将器械浸泡在活化的戊二醛中或上述[19]的 0.5% 含氯消毒剂中来完成。遵守化学品制造商关于接触时间、浓度和溶液温度的说明至关重要。用干净的开水冲洗后,应对器械做干燥处理,然后在重新装配前目视检查器械是否有裂纹和撕裂。这是为了延长器械的使用寿命,防止器械过度暴露在化学品中,并根据制造商的建议进行再处理。

重新装配后,应按制造商推荐的方法检查复苏器是否组装正确且具有正常功能。如果相关说明缺失,则可以:

- 将面罩和复苏气囊连接上,挤压气囊并观察在挤压时患者端处的气阀是否打开。这证明器械已准备好向患者输送空气。
- 用手掌紧紧密封面罩,并用力挤压以确认限压阀正常工作。聆听空气逸出的声音。这表明过高的通气压力能通过限压阀排出。
- 保持密封并检查每次挤压后复苏气囊能重新充气,这表明新鲜空气能通过进气阀进入复苏气囊中。

　　如果复苏器无法正常工作,则应在使用前修复或更换。该器械应该进行适当的包装和储存,以避免再次污染。

1.4.3　存储和包装

　　应遵循 ISO 15223-1：2012 医疗器械——用于医疗器械标签、标记和所提供信息的符号——第 1 部分：通用要求,以确保包装安全、易于使用。主包装上的标签应包括制造商的名称和 / 或商标。

　　应始终将器械存放在清洁的环境下、清洁的容器中、具有适当温度和湿度的架子或复苏台上,以避免积尘和接触昆虫。

1.4.4　维护

　　除了使用和维护器械、正确地再处理和组装以外,不需要其他维护。如果器械出现损坏或未通过功能性要求测试,应立即停止使用并更换。

1.4.5　与新生儿复苏者有关的能力建设和质量保证

　　仅有复苏器械本身是不够的,用户的正确使用同样重要。因此,基于标准指导原则,使用人员使用自动充气式复苏气囊和面罩的胜任力建设不仅包括能熟练应用器械于婴儿复苏,还包括有预防感染的复苏器械再处理和维护能力。很多组织也为资源匮乏的国家提供基础复苏并涵盖所需技能的课程[18]。此外,在医护人员实际需要为没有呼吸的婴儿进行复苏之前,提供培训用人体模型可以极大地帮助医护人员获取技能。理想的情况下,医疗机构应至少有一个培训用人体模型。

　　还应该注意的是,设备的再处理可能由或不由执行复苏并接受培训的熟练接生员完成。因此,负责完整再处理的相关人员具有胜任力至关重要。

　　一旦复苏器到达医院,对使用复苏器的医护人员进行培训非常重要,可确保监督他们是否能够正确和适当使用器械,以确保患者安全和护理质量。如果器械损坏或无法正常工作,那么必须由合格的专业人员进行良好的维护,他们可以根据需要使用原始制造商的部件进行更换,或将其发送给制造商进行维修。

医院中备有培训用模型,并且经常进行练习,有助于医护人员保持技能[22]。上述过程应作为政策支持、质量评估和改进框架的一部分,并应包含及时采购附录方案中所需的设备以避免缺货。

1.5　带面罩的新生儿复苏气囊的重要招标/报价参数规格

以下是在招标或报价时可能需要注意的主要参数;详细的标准化 WHO 技术规范见附录 5。

1.5.1　带面罩的新生儿复苏气囊规格

产品	带面罩的新生儿复苏气囊
复苏气囊的重要功能	• 尺寸:200~320mL • 对于足月儿、早产儿和低于 5kg 的低体重婴儿 • 可重复使用 • 医用气囊 • 手动操作 • 便携式 • 采用有机硅塑料或 ISO 10651-4 或同等规格的其他材料制成 • 通气可以用环境空气或氧气来完成 • 进气阀带有用于氧气管的可选接头,由聚碳酸酯/聚砜或符合 ISO 10651-4 或同等标准的任何其他材料制成
面罩的重要功能	• 尺寸 0 用于早产儿和低体重婴儿,圆形,外径 35~50mm • 尺寸 1 用于足月儿,圆形,外径 50~65mm • 半透明 • 符合 ISO 10993-1:2009;ISO 10993-5:2009;ISO 10993-10:2010 或 USP 第 V 类(或同等)标准
特别说明	作为整套设备提供的复苏医用气囊和面罩附带以下内容: • 非再吸入型患者气阀,带有限压阀,使气道压力不超过 4.5kPa(45cmH$_2$O),并可产生至少 3kPa(30cmH$_2$O)的气道压力
材料	• 所有部件均采用高强度、耐用材料制造,无需特殊的维护或存储条件,并符合国家标准 • 面罩由有机硅塑料或任何符合 ISO 10993-1:2009;ISO 10993-5:2009;ISO 10993-10:2010 或同等标准或 USP 第 V 类的材料制成 • 气囊由有机硅塑料制成,气阀由聚碳酸酯/聚砜或任何符合 ISO 10651-4 或同等标准的材料制成

续表

包装	<ul><li>初级包装：使用单位；一个复苏器置于一个塑料袋及盒子里，并附有制造商的使用说明书</li><li>在初级包装上标注：制造商的名称和 / 或商标；制造商产品参考；产品类型和主要特征</li><li>如果包装不透明，它必须附有一个图表（最好是实际尺寸），显示产品的主要部件，并指出产品在包装中的位置</li><li>批号以 "LOT"（或等同的统一符号）为前缀</li><li>适当的特定储存条件（温度、压力、光线、湿度等）的信息（或等同的统一符号）</li><li>搬运信息（如适用）（或等同的统一符号）</li></ul>
语言	<ul><li>英文和 / 或用户喜欢的任何语言</li></ul>
装配和重新组装说明	<ul><li>复苏器可以完全拆卸</li><li>在包装中和 / 或包装上必须包含清楚的组装和重新组装说明的指令 / 图表</li></ul>
清洁说明	<ul><li>易于清洁、消毒和灭菌</li><li>在包装中和 / 或包装上必须包括清洁说明的清楚指令 / 图表</li></ul>
质保期	<ul><li>至少 1 年</li></ul>
参考国际标准	<ul><li>ISO 13485：2012 医疗器械——质量管理体系——监管目的的要求</li><li>ISO 10651–4：2002* 医用肺通气机——第 4 部分：操作员控制的复苏器的特殊要求（* 指 EN 13544–2），与氧气有关的条款是可选的</li><li>用于面罩（如果不是由有机硅塑料制成）</li><li>ISO 10993–1：2009 医疗器械的生物学评价——第 1 部分：面罩的评价与试验</li><li>ISO 10993–1：2009 医疗器械的生物学评价——第 5 部分：体外细胞毒性试验</li><li>ISO 10993–1：2009 医疗器械的生物学评价——第 10 部分：试验刺激和迟发型超敏反应（或分类为 USP 第 V 级）</li><li>可选：</li></ul>ISO 14971：2012 医疗器械——应用风险管理的医疗器械<ul><li>ISO 5356–1：2004 麻醉和呼吸设备——圆锥形接头——第 1 部分：锥体和锥套</li></ul>BS EN 980：2008 医疗器械标签用图形符号 ISO 15223–1：2012 医疗器械——用于医疗器械标签、作标记和提供信息的符号——第 1 部分：通用要求 BS EN 1041：2008 医疗器械厂商提供的信息
监管部门批准	<ul><li>遵守国家监管机构的监管要求</li><li>如果适用，在进口国家 / 地区登记</li><li>制造商所在国家 / 地区的国家管理机构的批准</li><li>FDA 注册（美国）</li><li>Ⅱa 级 CE 标志（欧盟），具有欧盟认证机构公告号，或来自 IMDRF 创始成员国家 / 地区的其他监管机构的批准</li></ul>

第2章　吸引器的技术规格

简要描述

　　手持便携式电池供电、手控或脚踏式的吸引器,旨在能够轻柔地吸除新生儿或婴儿呼吸道(鼻腔或口腔)的过量黏液,以便于他们更顺畅地呼吸,该设备需具有以下技术要求:
- 交流线路或充电电池供电;
- 最大负压:100mmHg(20kPa);
- 收集器(1个或2个):1L(一次性袋子或收集瓶);
- 集满时自动切断瓶子,以防止流体进入泵内;过滤器和溢流阀组合,防止交叉污染(如防碎材料;溢流保护系统);应该是一次性的或可高压灭菌的;
- 患者用管道至少长0.5m,不可折叠。

2.1　范围

　　本章定义了吸引器的技术规格,也称为气道/鼻腔吸引器。吸引器用于轻柔吸除新生儿或婴儿呼吸道中的过量黏液,以便于患儿更顺畅地呼吸,可以是电动的、手动的或脚踏操作。用于新生儿的吸引器被归类为低流量吸引器(气流小于20L/min)。

2.2　吸引器背景

　　当新生儿在出生的最初几分钟内无法呼吸时,可能会出现出生窒息。当婴儿气道中仍然留有流体时,会发生这种情况。因此,吸引器可以帮助清除流体并清理气道,以帮助新生儿呼吸或降低呼吸阻力。但是,由于吸引会在某些情况下导致心动过缓,因此建议仅在新生儿出现明显气道阻塞而阻止自主呼吸的情况下进行吸引。WHO建议,只有当新生儿口部或鼻部被分泌物或胎粪污染的羊水堵塞时才进行吸引[23]。

　　此外,也有证据表明,一些成本低廉的做法可以挽救新生儿的生命。其中一种做法是在出生时立即干燥和刺激[24]。此外,清理新生儿的气道也可能有助于改善呼吸。吸引器用于清理气道,使新生儿呼吸正常并防止窒息。

然而,高真空压力可能对新生儿气道组织有害。因此,吸引器的最重要操作是调节负压,使气道中产生真空,从而在颊腔和鼻腔气道吸入阻塞的流体。已发布的气道吸引指南建议新生儿的负压水平为 80~100mmHg[25,26]。这些规格中推荐的用于新生儿吸鼻器的最大负压为 100mmHg。此外,ISO 建议低流量器械的真空压力应低于 20kPa(150mmHg)。

2.3 设备要求

2.3.1 电动吸引器

该设备是电动和便携式的,因此必须在房间内有一个电源(220V 或 120V,根据不同的国家标准),允许电池充电。用户应接受关于如何操作机器以及如何清洁和维护设备的培训。在使用和维护设备时,作为一种自我保护措施(图 4),使用者应佩戴防护装备(如手套)。在附录 6 的技术规格表中可以找到有关设备要求的更多细节。

电动吸引器由电源、真空源、收集器、吸管、连接器、真空计和真空调节器组成。

2.3.1.1 电源 / 主电源

交流电线电源可对机内电池充电,可充电电池也可为设备运行供电,在最大自由空气流量不小于 20L/min、真空压力不低于大气压力 20kPa 的情况下,电池供电能保证至少 30min 的设备按需间歇运行,且具有声光警报、指示电池电量不足等功能。本部分应符合 IEC6061-1:1998 的第 7 条或同等条款。

2.3.1.2 真空源

真空源就是真空泵,应耐用且便于维护,可产生 100mmHg 的最大真空压力和 20L/min 的流量,且能够在 10s 内产生比大气压低 20kPa 的压力。当收集容器装满时,泵应能停止运转;如果它继续运行,则该设备应具有溢流装置。当最多 5mL 的液体经溢流装置流出时,设备应停止工作。吸引器应该具有防止泵污染的装置。

2.3.1.3 收集容器

收集容器可以是一次性袋子或收集瓶,容量为 1L,并且应该是透明的,以便看到容量水平。有效体积应以 mL 表示,不少于 50mL,刻度不超过 250mL。该容器应有明确标示的吸入口和抽出口[26]。

2.3.1.4　吸管

吸管的内径应不小于 6mm, ISO 10079-2：2014 中明确了对其塌陷程度的要求,患者管道的最小长度应不小于 0.5m,到泵的空气管路必须包含细菌过滤器(疏水性),两根管应为非塌陷型、可重复使用并由有机硅塑料制成[26]。

2.3.1.5　连接器

吸引器的吸入口和抽出口应具有不同的内径,并且不能将吸引管连接到抽出口。吸入口的内径应为 6~12mm,而抽出口的最小内径为 14mm,以避免错误连接[26]。

2.3.1.6　真空计和真空调节器

真空计指示真空压力的水平,并且应该具有 +/– 0% 的精度。真空调节器可调节 0~100mmHg 的吸力。

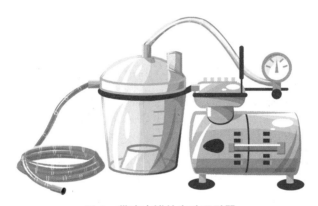

图 4　带滤毒罐的电动吸引器

2.4　如何使用电动吸引器

应该指出的是,该设备必须在房间内使用,并在婴儿出生前准备好。

1. 用水和肥皂将手部洗净,彻底晾干并戴上手套。

2. 将吸引器置于稳固的平面上。

3. 将婴儿头部支撑在舒适的位置。

4. 将带有连接管的导管连接到吸气管。

5. 打开吸引器(请参阅设备用户手册)。

6. 设置吸引器适当的吸引压力,范围为 50~100mmHg;或根据医疗机构的标准操作规程(SoPs)设置。

7. 根据 SoPs 插入吸引导管。通常,应首先吸婴儿的口部。

8. 开始吸引。按照 SoPs 的要求继续操作,建议每次吸引时间不要超过 10s,并且在两次吸引之间预留一段时间(大约 30s 或根据 SoPs 指导要求的时间),以便让婴儿喘口气。

9. 每次通过后,清洁(通过吸入一些无菌水清除)导管(根据 SoPs)。

10. 重复步骤 7、步骤 8 和步骤 9,直到清除完口中或鼻中黏液。

11. 断开管道和导管。使用后,应适当丢弃导管,或如果可重复使用,则在用于另一个婴儿之前进行清洁和消毒。如果不可重复使用或损坏,请丢弃患者的管道或导管。

12. 拆卸和清洁(去除体液,用清洁剂清洗、冲洗并晾干),按照用户手册中的描述进行消毒和重新组装。

13. 使用 0.5% 含氯消毒剂溶液,清洁吸引器时应避免将电气部件暴露在此溶液中。

2.4.1 手动 / 脚踏式吸引器

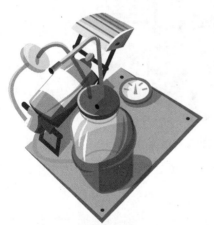

图 5 脚踏式吸引器样品

与电动吸引器相比,手动 / 脚踏式吸引器通过人力直接作用产生真空。这种情况下的人力是指脚部力量(图 5 和图 6)。前一段关于真空源、收集容器、真空计和调节器的规格也适用于手动 / 脚踏式吸引器。脚踏式吸引器具有特殊优势,因为它们可让我们腾出手给予婴儿其他方面的照护。

2.4.1.1 电源

该器械由手或脚驱动。脚踏式吸引器的启动力量应小于 350N(约 35kg)。手动吸引器不应超过 45N(约 4.5kg)。

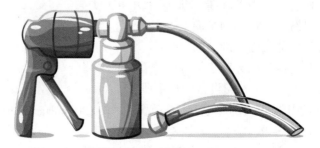

图 6 手动吸引器样品

2.5　遵守标准和法规

电动吸引器必须符合技术规格书中提到的产品标准：ISO 10079-1：1999 医用吸引设备——第 1 部分：电动吸引设备——作为最低标准或同等标准的安全要求，以及 ISO 5359：2014 标准或同等标准。本章末尾的技术规格表中可以找到其他地区或国际规格和标准的详细信息。

2.6　其他考虑

2.6.1　再处理

表 3.1 提供了吸引器的不同部件及其清洁方法，以防 SOPs（标准操作规程）手头缺失时无法参考。建议遵循医疗机构的相关 SOPs，如上所述，吸引导管是一次性耗品，使用后必须丢弃。

表 3.1　吸引器用户维护表

编号	部件	清洁	消毒	灭菌
1	泵	×	×	
2	收集容器	×	×	
3	吸管（患者）	×	×	×
4	真空调节器和真空计	×	×	
5	连接器	×	×	

2.6.2　维护

除了用户的清洁、消毒和灭菌外，电动吸引泵几乎无需维护。应尽可能地少维护，并且应确保很容易获得维修所需的零配件。在执行维护任务之前应确保对机器进行消毒灭菌，以防感染。在维护任务结束或使用机器后，应注意清洁手部并佩戴手套。吸引器的常规检查包括：

1. 每次使用后清洁、拭去外部灰尘并盖上设备。
2. 如前所述清洗瓶子和患者管道。
3. 检查所有连接和配件是否安装正确。
4. 检查过滤器是否干净；并检查是否有泄漏和裂纹。
5. 检查吸力水平。较低的水平表示存在泄漏。检查零件是否紧密安装（瓶盖、密封垫圈和瓶子上或泵上的管连接），并更换所有损坏的管子或损坏的瓶子或垫圈。如果在这两道程序后吸力仍然很弱，可能是由于内部故障引起的。要检查内部故障,请从泵的输出口卸下管路;在设备开启时阻塞出口。吸力计指示器应达到最高水平。如果未达到,那么问题出在内部(假设前面提到的所有其他检查都已完成并且无异常发现)。有资质的生物医学工程技术人员必须打开泵,检查泵的隔膜(如果是隔膜泵)是否没有孔、是否损坏或是否存在其他故障。

6. 在维护和维修后,务必检查设备是否正常运行,然后再返回维修。

2.6.3　吸入导管

在新生儿复苏期间应使用长 50cm、外径 8 号的一次性导管。它们可一次性使用或重复使用,应具有柔软的圆锥形尖端,以减少破坏性黏液膜。

2.7　电动吸引器的招标 / 报价参数规格

以下是在招标或报价中可能标注的主要产品参数;可在附录 6 中找到更详细的标准化 WHO 技术规格。

2.7.1　吸引器规格

产品	吸引器,电动
主要参数	<ul><li>低真空、低流量、无油真空泵</li><li>电动或电池供电,带充电电池</li><li>最大真空压力:100mmHg</li><li>收集容器(1 个或 2 个):1L(一次性袋子或收集瓶);当装满时自动切断以防止流体进入泵;过滤器和溢流阀组合,防止交叉污染(例如防碎材料,溢流保护系统);可以是一次性的或可高压灭菌的</li><li>连至泵的空气管路,包括一个细菌过滤器</li><li>患者用管道至少 0.5m 长,不可拆卸;所有部件均由高强度耐用材料制成,无需特殊维护或存储条件,并且获得了国家管理机构的批准</li><li>泵可以完全拆卸,易于消毒和清洁</li><li>显示产生的吸力水平的压力表</li><li>调整传送给患者的吸力</li><li>装置表面坚硬耐腐蚀;泵手柄 / 踏板,在每次冲程后,经弹簧加压回到"向上"位置</li><li>安装在带有手柄的坚固板上</li><li>随附:备用过滤器,10 套;备用吸瓶,1 个装置;密封件,每个储存罐 2 对</li><li>供应商提供的其他文件: ›一年操作期预计的其他备件清单以及成本 ›用户手册和维护手册</li></ul>

续表

语言	• 英语和 / 或最终用户喜欢的任何语言 • 成套设备的包装取决于装运类型；至少符合附录 C：ISO 15500：2004 第 1 部分第 12.1 条或同等条款 • 根据 ISO 15223 标准或同等标准使用符号标准
承诺	• 明确规定保修期限 • 至少 1 年，附带特定的包含及排除条件以及制造商、供应商和本地服务代理商的详细联系信息
参考国际标准	• ISO 10079−1：1999 医用吸引设备——第 1 部分：电动吸引设备——安全要求或同等标准 • ISO 13485：2003 医疗器械——质量管理体系——用于法规的要求（澳大利亚、加拿大、欧盟）或同等标准 • IEC 60601−1−2 Ed.3.0：2014 医用电气设备——第 1~2 部分：基本安全和基本性能的通用要求——补充标准：电磁兼容性——要求和试验或同等标准 • ISO 14971：2012 医疗器械——风险管理对医疗器械的应用
法规要求	遵守国家管理机构的监管要求 可选： • 如果适用，在进口国家 / 地区注册 • 制造商所在国家 / 地区的国家管理机构的批准 • FDA 注册（美国） • Ⅱa 类 CE 标志（EU），具有欧盟认证机构公告号，或来自 IMDRF 创始成员国家 / 地区的其他监管机构的批准

第3章 吸引装置的技术规格

> **简要描述**
>
> 　　吸引装置是一种便携手持式手动吸引装置,用于轻轻吸引并清除新生儿气道中过多的黏液,以便呼吸(图7和图8)。临床上一般使用一次性和可重复使用的吸引装置。一次性吸引装置在使用后必须丢弃,可重复使用的吸引装置需要打开并在后续使用之前进行预清洁、清洁、HLD/灭菌并适当存放。

3.1　范围

　　本章具体说明了新生儿复苏用吸引装置的技术要求。一次性使用和可重复使用的吸引装置都在临床上可以有效地清除过量黏液,以促进呼吸。这些技术要求基于《WHO 新生儿复苏指南》和国际标准而制定(见 3.3)。

3.2　背景

　　在充分干燥和刺激后仍未开始呼吸的新生儿,如果口腔或鼻腔被分泌物阻塞,需要在通气前吸引。当没有机械设备进行吸引时,建议使用手动吸引装置(一次性或可重复使用)[1]。吸引装置是便携手持式手动吸引装置,其设计旨在轻轻吸引并清除新生儿气道中过量的黏液,以促进呼吸。

　　吸引装置应该能够承受适当的再处理(预清洁、清洁和 HLD/ 灭菌)。

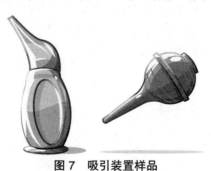

图 7　吸引装置样品

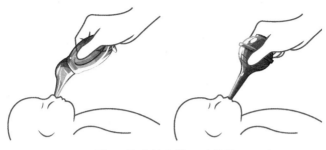

图 8　婴儿使用的吸引装置

3.3　遵守标准和法规

尽管新生儿吸引装置没有具体的行业参考标准,但在下列资源（或其他同等标准）中注明了建议标准,以确保质量:

ISO 13485:2003 医疗器械——质量管理体系——监管的目的要求

ISO 14971:2007 医疗器械——风险管理对医疗器械的应用

ISO 11135-1:2007 医疗保健产品灭菌——环氧乙烷——第 1 部分:医疗器械灭菌过程开发、确认和常规控制要求

ISO 11135:2014 保健品灭菌——环氧乙烷——开发、验证和常规控制灭菌过程的医疗器械要求

ISO 8836:2007 或 ISO 8836:2014 用于呼吸道的吸引导管

3.4　再处理

能够轻松处理一次性吸引装置而不会对环境造成危害,这点至关重要。

可重复使用的吸引装置必须能够在每次使用后易于打开、预清洁、清洁并且经受 HLD/ 灭菌。虽然吸引器有时难以清洁,但请注意,如果未正确清洁,它们可能成为交叉感染的来源。

应遵守制造商的说明和国际准则,以确保进行适当的 HLD/ 灭菌。

3.5　维护

除了每次使用之前的预清洁、清洁、HLD/ 灭菌和适当的储存,无需其他维护。

3.6　与吸引装置有关的能力培养和质量保证

参与复苏的医务人员需掌握吸引器和吸引装置的使用方法。

为了安全有效地使用吸引装置并避免感染,需要进行培训、监督和激励。一次性吸引装置在使用后必须丢弃,可重复使用的吸引装置需要使用后并在后续使用之前进行预清洁、清洁、HLD/ 灭菌和适当的储存。

应按照气囊和面罩的描述对护理质量进行后续监督和指导。

3.7　针对吸引装置的招标 / 报价参数规格

以下是在招标或报价单中可能标注的主要参数;可在附录 7 和附录 8 中找到详细的标准化 WHO 技术规格。

3.7.1　一次性吸引装置规格参数

产品	吸引装置,电动
主要参数	<ul><li>口部,鼻部</li><li>手动或手持</li><li>可压缩吸引装置,可插入鼻孔</li></ul>
临床目的	<ul><li>从鼻腔或婴儿气道排出分泌物和液体</li></ul>
材料	<ul><li>非乳胶</li></ul>
包装	<ul><li>确保设备清洁并且处于密封包装中</li><li>注意包装上所需的任何特殊标记 / 信息</li></ul>
颜色	<ul><li>任意</li></ul>
参考国际标准	<ul><li>ISO 13485:2003 医疗器械——质量管理体系——监管的目的要求或同等标准</li></ul>
法规要求	批准符合国家监管机构的监管要求 可选:<ul><li>如果适用,在进口国家 / 地区注册</li><li>由制造商所在国家 / 地区的监管机构批准</li><li>FDA 注册(美国),CE 标志(欧盟)</li></ul>

3.7.2 可重复使用的吸引装置规格参数

产品	吸引装置,电动
主要参数	• 口部,鼻部 • 手动或手持 • 可压缩吸引装置可插入鼻孔
临床目的	• 从鼻腔或婴儿气道排出分泌物和液体
材料	• 有机硅塑料或符合 ISO 10993-4:2002 和 USP 第 V 类或同等标准的任何材料 • 不含乳胶
包装	• 插入有关包装和包装标签的相关信息
颜色	• 任意
清洁	• 可以经受煮沸的 HLD 和灭菌,包括高压灭菌 • 在包装中和 / 或包装上必须包括清洁说明的清楚指令 / 图表
参考国际标准	• ISO 13485:2003 医疗器械——质量管理体系——用于法规的要求(澳大利亚、加拿大、欧盟)或同等标准。 • ISO 10079-2:1999 医用吸引设备——第 2 部分:手动吸引设备或 ISO 10079-2:2014 标准或同等标准
法规要求	批准符合国家监管机构的监管要求 可选: • 如果适用,在进口国家 / 地区注册 • 由制造商所在国家 / 地区的监管机构批准 • FDA 注册(美国),CE 标志(欧盟)

第4章 新生儿复苏器械的采购指南

市场上有许多新生儿复苏器械,但并非所有器械都符合高质量标准。虽然应该根据最终用户的需求确定技术参数,但我们每一章都详细描述了器械的主要参数,用以帮助管理者和采购人员购买合适的产品。

招标或询价过程中的需求文件,需包括以下信息:

- 从收到合同/采购单开始的备货期;
- 交货日期;
- 运输方式;
- 运输路线;
- 国际贸易术语解释通则(确保明确由谁支付报关费用、进口关税和税收、最终交付费用等);
- 运输/交货费用,若适用;
- 运输重量和尺寸;
- 报价有效期;
- 付款条件;
- 通用及任何特殊的条款和条件,将列于合同和/或采购单;
- ISO 证书的复印件;
- 质量保证证书的复印件,例如由美国食品药品管理局(FDA)、CE 认证或其他监管机构批准的证书;
- 商品符合合同证明书的复印件,若适用;
- 进口国家登记证书的复印件,若适用。

同样重要的是,医疗器械在一些国家是受管制的,这些设备和制造商均须注册才能进口到该国。若设备/制造商未经注册,进口商通常可以向卫生部门申请进口豁免。然而进口豁免仅单次有效,因此进口商需与制造商合作,确保其满足当地监管部门的要求,成功注册,以便进一步提供货物。在有些国家,整个注册过程需耗费 1~3 年,因此对于制造商来说,越早申请越好。

更多关于新生儿复苏器械的采购信息,请参考"新生儿复苏产品采购工具包[27]"。各类器械招标/询价过程中所需的关键技术参数,请参考各章结尾内容。

第5章 针对进一步的研究

在采购高质量、合适且不超预算的新生儿复苏器械时,技术规格起着至关重要的作用。WHO与联合国儿童基金会(UNICEF)、美国国际开发署(USAID)、美国帕斯适宜卫生科技组织(PATH)和克林顿健康倡议组织(CHAI)等合作,组织国内外专家一起研究和开发技术规格。在这个过程中,我们面临的挑战包括:

- 现有标准和专业协会指南之间的差异;
- 急救类基本卫生技术的一些技术规格缺乏国际标准,特别是面罩尺寸和复苏气囊容量;
- 急救类基本卫生技术缺乏相关信息和研究;
- 在较小的市场中对有限的供应商提出公平的最优技术规格建议。

例如,生理机能与可用设备规格之间存在差距:尽管我们的目标是有足够的潮气量通气,现有设备却只能按压力来校准。这些领域都亟待积极的研究和发展。

同时,如第2章所述,面罩尺寸没有统一的国际标准,这导致不同制造商的面罩尺寸不同。从用户和经销商的角度来说,这也大大增加了为医疗机构提供合适产品的难度,同时也不利于管理。

一些低收入国家的制造商很难遵守ISO通用国际标准,因为它们有时并非公开易得,而且这些国家的资源匮乏地区很难负担得起符合这些标准的医疗器械。因此,建议开展进一步研究,制定资源匮乏地区可用的技术参数或国际标准,改善其符合标准的可能性。

低收入地区急救类设备的安全使用情况缺乏证据和数据,但这方面的研究有助于制造商生产更有效的设备。我们需要更多地关注急救类基本卫生技术,包括鼓励科学研究和增加基于循证的临床报告。

附录 1　术语表

-A-

羊水（Amniotic fluid）：指怀孕时羊膜腔内环绕胎儿身体的清澈、微黄色液体。在整个怀孕过程中，羊水是胎儿赖以生存的环境。羊水量平均约 800mL，怀孕 34 周左右达到高峰。

窒息（Apnoea）：暂时性的呼吸停止。

不张性损伤（Atelectotrauma）：发生在出现肺不张的机械通气过程中。肺不张是指由于肺内肺泡的萎缩引起全肺或部分肺叶呈现含气量减少的状态。

-B-

出生窒息（Birth asphyxia）：指新生儿出生时无法正常呼吸。

混合器（Blender）：氧气混合器是一种能够根据患者需要控制混合气体中空气和氧气比例的装置。

-C-

CE 认证（CE）：CE 是法语的缩写，英文意思为 "European Conformity" 即欧洲共同体，通常作为认证标识出现在产品上。它代表该产品已符合欧洲的健康、安全、环保等法律法规标准。

-H-

高效消毒剂（High-level diainfectant，HLD）：能够在较短作用时间里使容器表面或内部微生物病菌失去活性的消毒剂。

高碳酸血症（Hypercapnia）：血液中二氧化碳含量过高。

-I-

内径（Inner diameter）：圆形面罩内两侧之间的距离。

分娩时缺氧（Intrapartum hypoxia）：多因脐带挤压造成的分娩过程中缺氧，又称胎儿缺氧。

-L-

肺顺应性（Lung compliance）：指单位压力改变时肺容积的改变程度。

−M−

胎粪（Meconium）：新生儿最初的粪便,呈黏性焦油状。颜色一般为深橄榄绿色,也可能呈现出不同程度的绿色、棕色或黄色。出生后几天即可排尽。

−N−

负压（Negative pressure）：指低于大气压力的压力环境,又称真空。

新生儿（Newborn）：出生 28 天内的婴儿。

−O−

口腔连合间径（Oral intercommissural distance）：静止时口腔内两侧之间的距离。

制氧机（Oxygen concentrator）：产生氧气并提供给患者使用的设备。

氧饱和度（Oxygen saturation）：表示血液中氧气含量的参数。

−P−

吸气峰压（Peak inspiratory pressure, PIP）：吸气过程中气道近端达到的最大压力。

人中长度（Philtrum length）：从鼻子下面到唇沟的中点（嘴尖）的距离。

正压通气（Positive-pressure ventilation）：通气压力始终高于环境大气压的通气方式。

早产儿（Preterm infant）：怀孕不足 37 周出生的新生儿。

脉搏血氧仪（Pulse oximetry）：一种无创测量人体血氧饱和度的方法。脉搏血氧仪的探头可以放置在指尖或耳垂上,婴儿通常在脚上测量。

−R−

复苏器（Resuscitator）：通过产生正压来辅助患者呼吸的手持式设备。

−S−

自充气式气囊（Self-inflating bag）：由硬塑料做成的气囊,通过挤压它把气体充入患者气道。挤压释放时,它能吸收周围空气或连接的供氧自动恢复原状。

有机硅塑料（Silicone）：一种人工合成材料,其分子链由交替的硅原子和氧原子组成,多用于制作橡胶和塑料用品。

长 50cm、外径 8 号的一次性导管（Single-use 50cm length, Fr #8 catheter）：

是用于吸除气管、支气管分泌物,保持气道清洁的一种导管。Fr #8 为法国标准,表示导管的外径规格为 8 号。

吸引器(Suction machine):用于吸除气道堵塞的设备,使患者能正常呼吸避免窒息。

负压调节器(Suction regulator):吸引器上用于控制负压压力或吸引压力的部件。

-T-

足月儿(Term infant):怀孕 37 周后出生的婴儿。

潮气量(Tidal volume):当不施加额外力时,肺正常吸气和呼气时肺移位的正常空气体积。

气管(Tracheal):从单词 "trachea" 演化而来,指连接口鼻至肺的呼吸系统管道的主干。

-U-

联合国标准产品与服务分类代码(United Nations Standard Products and Services Code,UNSPSC):联合国标准产品与服务分类代码是为对产品和服务进行高效、准确分类而制定的开放性全球化跨行业的分类系统标准。

-V-

真空 / 吸引(Vacuum/suction):参考 "负压" 词条。

气阀(Valve):面罩上的气路阀门,主要作用是控制气流进出方向,并防止气道压力过高。

胎儿皮脂(Vernix/Vernix caseosa):婴儿出生时皮肤表面的白色蜡状物质。

肺容积伤(Volutrauma):过高潮气量引起的肺部损伤。

附录 2 关于面罩尺寸的讨论

如表 A2.1 所示，虽然制造商提供了很多其他细节，但其样品并未按照面罩尺寸分类成尺寸 0、尺寸 1 等等，大多数制造商也是如此。M 号（外径为 50mm）对应体重小于 2.5kg 的新生儿面罩，S 号（外径为 42mm）对应超低出生体重的新生儿面罩，L 号（外径为 60mm）对应足月新生儿。研究发现，基于对口腔连合间距的研究，上述距离为 17~33mm[28]。

表 A2.1 同一制造商生产的样品面罩内径尺寸

	超早产儿（XS）	早产儿（S）	新生儿（M）	婴儿（L）	儿童（XL）
内径	35mm（1.38 英寸）	42mm（1.65 英寸）	50mm（1.97 英寸）	60mm（2.36 英寸）	72mm（2.83 英寸）
建议体重范围	400g~1kg（2.3 磅）	<1.5kg（3.3 磅）	<2.5kg（5.5 磅）	<5kg（11 磅）	<10kg（22 磅）
	极低出生体重（ELBW）	超低出生体重（VLBW）	低出生体重（LBW）	足月儿	

附录3 气囊容量评论——带面罩的复苏气囊

A3.1 概述

通过搜索"新生儿复苏""新生儿呼吸机""新生儿复苏器"及其他相关文献或参考文献,完成文献综述。下文列出了文献综述的结果作为证据。

A3.2 证据总结

下面列出两种科学依据,以供进一步讨论,包括:科学家发现的关于婴儿的生理事实,特别是他们的呼吸模式;储气袋容量和面罩通风过程中的人为因素考量。

A3.2.1 生理学依据

建议足月儿的初始通气压力为 $30cmH_2O$;早产儿的初始通气压力为 $20\sim25cmH_2O$,呼吸频率为 40~60 次 /min[1,2]。

早产儿与足月儿出生时的即时自主呼吸潮气量为 6.5~7mL/kg[3]。

建议复苏过程中的潮气量保持 4~8mL/kg[1,6]。动物研究表明,通气量(潮气量)过低可能会导致气体交换不足,从而引发高碳酸血症或不张性损伤,而通气量过高会导致容积伤[7,8]。澳大利亚复苏协会建议使用较小的潮气量开始复苏[6]。

A3.2.2 人为因素依据

研究表明,面罩泄漏率为 45% ± 20%[1]。

人们发现,体积较小的自充气式气囊能够降低过度通气的发生率,可以为心搏骤停患者提供更好的一致性结果[8]。

如表 A3.1 所示,大多数婴儿需要多达 80mL 的气体,这不到总潮气量 250mL 的 1/3。

表 A3.1 关于气囊容量的讨论

	最大	最多(97%)
婴儿体重	<7kg	2.4~4.5kg
最优潮气量	28~56mL	10~36mL
均值	42mL	23mL
45% 泄漏所需心脏每搏输出量	63~126mL	22~80mL
均值	95mL	51mL

研究人员一致认为,使用容量为 250mL 的自充气式气囊给婴儿肺部充气是绰绰有余的。如若不足,则必然是由于面罩和脸部之间存在巨大的泄漏(大于 90%)。

A3.3 市场回顾

基于美国帕斯适宜卫生科技组织(PATH)出版的新生儿心肺复苏器的实际选择指导手册,WHO 对市面上的袋容量进行了网络搜索[29]。结果显示,几乎所有制造商都在使用容量为 240~320mL 的婴儿袋和容量为 500mL 的儿童袋(如表 A3.2 和表 A3.3),其中有两家最大每搏输出量为 150mL。

表 A3.2 新生儿和儿童自充气复苏气囊容量

型号	大尺寸 / mL	备注	型号	大尺寸 / mL	备注
Zeal 医疗	250	婴儿	Bes 医疗	280	婴儿
	500	儿童		500	儿童
Shin 医疗	280	婴儿	Kaycoindia	240	婴儿
BIS 系统	320	婴儿		500	儿童
	900	儿童	Ambu	220	婴儿(10kg 以下)
Laerdal	220/240	婴儿(5kg 以下)			
	320	婴儿(10kg 以下)			
	500	儿童			

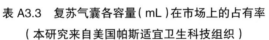

表 A3.3 复苏气囊各容量(mL)在市场上的占有率
(本研究来自美国帕斯适宜卫生科技组织)

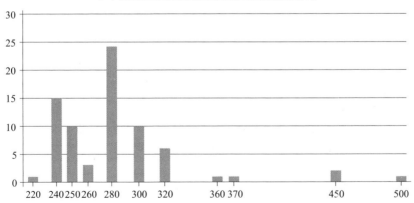

附录4 2012年WHO《新生儿复苏基本指南》

序号	建议	建议等级	证据质量
出生后立即治疗			
1	新生足月儿或早产儿若无需正压通气,则不应在1min之内夹紧脐带	强	高到中级
	新生足月儿或早产儿若需正压通气,则应夹紧并切断脐带,以便进行有效的通气	弱	证据未公布,但指南制定小组已达成共识
2	新生儿充分干燥后若不能自主呼吸,则应按摩背部2~3次,然后夹紧脐带并开始正压通气	弱	证据未公布,但指南制定小组已达成共识
3	若新生儿离开清澈的羊水后开始自主呼吸,则不应对其口鼻进行抽吸	强	高级
	若新生儿离开清澈的羊水并经充分干燥及按摩背部2~3次后,还不能自主呼吸,则在开始正压通气前也不建议对其口鼻进行抽吸。只有在口鼻充满异物的情况下,才能进行抽吸	弱	证据未公布,但指南制定小组已达成共识
4	若羊水中有胎粪,不建议在头部娩出时对其口鼻进行抽吸	强	低级
5	若新生儿离开有胎粪的羊水后开始自主呼吸,则不应进行气管抽吸	强	中到低级
	若新生儿离开有胎粪的羊水后开始自主呼吸,则不应对其口鼻进行抽吸	弱	证据未公布,但指南制定小组已达成共识
	若新生儿离开有胎粪的羊水后不能自主呼吸,则建议在开始正压通气前对其进行气管抽吸	弱(在气管插管可行的情况下)	极低级
	若新生儿离开有胎粪的羊水后不能自主呼吸,则建议在开始正压通气前对其口鼻进行抽吸	弱	证据未公布,但指南制定小组已达成共识

续表

序号	建议	建议等级	证据质量
6	若新生儿需要抽吸时,机械设备无法产生抽吸用的负压,则可用球形注射器(一次性或易清洗)代替,通过吸气产生吸力,其效果优于可储水的黏液提取器	弱	极低级
正压通气			
7	若新生儿在充分干燥和额外刺激后,仍不能自主呼吸,则在其出生1min内需开始正压通气	强	极低级
8	对于需正压通气的足月或不足月(>32周妊娠)新生儿,应进行空气通气	强	中级
9	对于需正压通气的新生儿,应使用自充气式气囊和面罩进行通气	弱	极低级
10	对于需正压通气的新生儿,应使用面罩接口进行通气	强	基于有限的可获得性和鼻插管经验的缺乏性,仅有低质量的证据支持
11	对于需正压通气的新生儿,正压通气至有可视的胸部运动后测量60s心率,以此评估正压通气是否充分	强	极低级
12	若新生儿在出生后1min内不能自主呼吸,应优先给予足够的通气,而不是胸外按压	强	极低级
停止复苏			
13	若新生儿进行有效通气10min后仍无心率,应停止复苏	强	低级
	若新生儿心率持续低于60次/min且经20min复苏后仍没有自主呼吸,应停止复苏	弱(与资源有限相关)	极低级

附录5 自充气面罩式新生儿复苏气囊的技术参数

	医疗器械规格	
I	版本号	1
II	初始版本日期	2013.06.25
III	最后修正日期	2015.12.11
IV	公布日期	2015.12.30
V	完成/提交者	工作小组（WHO/联合国人口基金/联合国儿童基金会）
	名称、类别和代码	
1	WHO分类/代码	（待开发）
2	通用名称	复苏气囊,适用于新生儿,手动,可重复使用
3	特定类型或变体（可选）	可重复使用的自充气新生儿复苏气囊,适用于早产及足月新生儿和低出生体重的婴儿（小于5kg）
4	GMDN（全球医疗器械术语系统）名称	"人工心肺复苏气囊,可重复使用"和"复苏面罩,可重复使用"
5	GMDN代码	17591和17170
6	GMDN类别	02麻醉和呼吸设备,09可重复使用设备
7	UMDNS（欧盟医疗器械命名系统）名称	人工心肺复苏气囊（13-367）;可重复使用人工心肺复苏气囊（17-591）
8	UMDNS代码	13-367 17-591
9	UNSPS代码	42272303
10	别名	复苏包,复苏柜;CPR急救包;急救包,心肺复苏器,复苏袋和面罩
11	其他代码	S 37507;S 16161

续表

名称、类别和代码

12	关键词	复苏袋,面罩,复苏者,可重复使用设备,阀门
13	GMDN/UMDNS 定义	"人工心肺复苏气囊,可重复使用的(17591)一种手动设备,用于给窒息或呼吸不足的患者提供或者协助通气。它通常使用环境中的空气,包括一个可手动通气的大型活动腔、气体容器、管道和一个连接至面罩或气管导管(ET)的连接器;也可以在必要的时候连接氧气(O$_2$)。应用于救护车的急救医疗服务(EMS)、重症监护室(ICU)、院内患者转移、事故和紧急情况(A&E)、大规模伤亡事故(MCI)等,通常有策略地放置在整个医院里。" "复苏面罩,可重复使用(17170)一种柔性且有固定形状的设备,放置在患者的口鼻上,引导周围的空气或医用氧气(O$_2$)和空气,从复苏气囊进入上呼吸道和肺部。它通常由非导电可灭菌材料(如硅树脂)制成,可以在脸部形成气密性密封。它通常包括一个 15mm 和 / 或 22mm 的连接器,可适用于各种尺寸(从婴儿到成人)。它可以直接连接至复苏气囊并由操作人员将其固定在患者脸上。该设备的设计初衷是作为呼吸复苏气囊,但也可能用于麻醉气体的传输。它是一种可重复使用的设备。"

使用目的

14	临床或其他应用	为婴儿提供正压通气,包括新生儿窒息、婴儿呼吸骤停、呼吸困难或因呼吸困难需要辅助呼吸,以及婴儿手术过程中需要辅助通气等情况
15	使用等级(若适用)	医疗中心 / 区级医院 / 省级医院 / 专科医院 / 其他包括产科服务的医疗卫生机构
16	临床部门 / 病房(若适用)	护理服务部、外科、儿科、急诊科、产科、重症监护室、分娩室
17	功能需求概述	该复苏气囊用于帮助体重低于 5kg 的新生儿通气。它能有效维持通气,或在其他紧急情况下进行复苏

技术特性

18	详细需求	复苏气囊用于帮助体重低于 5kg 的新生儿通气。它是手动操作的设备,利用环境空气或者氧气气源完成通气。复苏气囊可彻底拆解并易于清洗和消毒。所有部件均由高强度、长生命周期的材料制成,无需特殊维护或储存条件。 复苏气囊是一个完整的套装:

续表

		技术特性
18	详细需求	• 带限压阀的非复吸患者阀使呼吸道压力不超过 4.5kPa（45cmH₂O），并能传输至少 3kPa（30cmH₂O）的气道压力 • 透明面罩，有两种型号：尺寸 0（早产和低出生体重婴儿），圆形，外径为 35~50mm；尺寸 1（足月婴儿），圆形，外径为 50~65mm，硅橡胶或任何其他符合以下标准的材料：ISO 10993-1：2009、ISO 10993-5：2009、ISO 10993-10：2010 或其他等效标准，或 USP 分类中的第 V 类 • 可压缩自充气复苏气囊：硅橡胶或任何其他符合 ISO 10651-4 标准的材料 • 气囊尺寸：200~320mL；带一个可选的 O₂ 管路接头的进气阀：聚碳酸酯 / 聚砜或任何其他符合 ISO 10651-4 或其他等效标准的材料 • 气囊材料为硅树脂，阀门材料为聚碳酸酯 / 聚砜或任何其他符合 ISO 10651-4 或其他等效标准的材料 • 材料：聚碳酸酯 / 聚砜或任何其他至少符合 ISO 10651-4 标准的材料
19	显示参数	不可用
20	用户可设置	
		物理 / 化学特性
21	部件（若适用）	带面罩的自充气式新生儿复苏气囊，适用于早产儿和足月儿。带限压阀的患者阀，压力不超过 45cmH₂O
22	移动性和便携性（若适用）	便携式和可移动式
23	原材料（若适用）	气囊和面罩的材料建议选择硅橡胶；阀门的材料为聚碳酸酯 / 聚砜。也推荐使用任何其他符合以下标准的材料：ISO 10993-1：2009、ISO 10993-5：2009、ISO 10993-10：2010 或其他等效标准，或 USP 分类中的第 V 类
		实用要求
24	电、水和 / 或气体供应（若适用）	无
		附件、耗材、备件和其他部件
25	附件（若适用）	面罩，分别用于新生儿和低出生体重婴儿（尺寸 0）和足月婴儿（尺寸 1）（具体详见本表格第 18 条）

续表

	附件、耗材、备件和其他部件	
26	附件的灭菌步骤（若适用）	每次使用后，均需根据制造商说明书的要求，对复苏气囊和面罩进行清洁和消毒
27	试剂/耗材（若适用）	无
28	备件（若适用）	无
29	其他部件（若适用）	无
	包装	
30	交付时无菌状态（若适用）	使用前已清洗和消毒
31	储存寿命（若适用）	无
32	运输和存储（若适用）	主要包装：使用装置。复苏器包在塑料袋里，然后与制造商的使用说明书一起装在盒子里。在主要包装上标注：制造商的名称和/或商标。制造商的产品介绍。产品类型和主要特点。若包装不透明，则需用图（最好标注实际尺寸）展示产品的基本部件并标明产品在包装中的位置。用"LOT"（或其他同等）表示批次编号（若适用）。特定的储存条件（温度、压力、光线、湿度等）（或等效的统一符号）。操作信息，若适用（或等效的统一符号）
33	标识（若适用）	使用 ISO 15223 标准符号
	环境要求	
34	相关要求	无
	培训、安装和使用	
35	预安装要求（若适用）	无
36	调试要求（若适用）	无
37	用户培训（若适用）	只有接受过充分的复苏技术基础培训的急救人员才能操作该复苏气囊
38	用户注意事项（若适用）	复苏气囊经拆卸和清洗后，需重新组装和测试，以确保其能正常工作。考虑到复苏气囊的使用情况，该设备被认为是"紧急复苏设备"，这意味着它必须随时可用并处于良好的工作状态。建议遵循制造商的说明书使用

续表

	保修和维护	
39	保修	至少 1 年
40	维护任务	无
41	服务合同类型	无
42	过保后的备件供应	无
43	软件/硬件升级的可用性	无
	文件	
44	文件要求	该复苏气囊作为一个完整套组装在盒子里,并附有产品说明书及附件/备件清单。产品说明书中详细介绍了产品的功能、使用方法、拆卸和组装方法以及如何清洁、消毒和灭菌等
	退役	
45	预期寿命	5 年
	安全和标准	
46	风险等级	B 类(GHTF 第 6 条)、Ⅱa 类(欧盟、澳大利亚)、Ⅱ 类(加拿大、日本)
47	监管部门的批准/认证	可选: ● 在进口国登记,若适用 ● 经制造商所在国国家监管机构批准 ● 在 FDA 注册(美国) ● CE 认证(欧盟)为Ⅱa 类,有公告机构编码,或者在 IMDRF 创始成员国家/地区获得其他监管机构的批准
48	国际标准(供参考)	ISO 13485:2012 医疗器械——质量管理体系——用于监管目的的要求: ISO 10651-4:2002 呼吸机——第 4 部分:人工复苏气囊的特殊要求(EN 13544-2 指出)。对于不打算使用氧气的设备,氧气相关条款是可选项 关于面罩(若不由硅树脂制成): ISO 10993-1:2009 医疗器械生物学评价第 1 部分:面罩的评估和测试 ISO 10993-5:2009 医疗器械生物学评价第 5 部分:体外细胞毒性测试

续表

	安全和标准	
48	国际标准（供参考）	ISO 10993-10：2009 医疗器械生物学评价第 10 部分：刺激与迟发型过敏试验或归类为 USP 第 V 类 可选： ISO 14971：2012 医疗器械 – 医疗器械风险管理的应用 ISO 5356-1：2004 麻醉和呼吸设备——圆锥形接头 – 第 1 部分：锥体和锥套 BS EN 980：2008 用于医疗器械标签的图形符号 ISO 15223-1：2012 医疗器械——用于医疗器械标签、做标记和提供信息的符号——第 1 部分：通用要求 BS EN 1041：2008 制造商提供的医疗器械信息
49	地区标准	任何与国际标准等效 / 统一的国家标准
50	法规制度	93/68/EEC（CE 认证）指令 2001/104/EC 指令 2007/47/EC 指令 日本的法规制度： MHLW 部长条例第 169 号 17591000 可重复使用人工心肺复苏气囊 或者任何与上面提到的法规制度等效或统一的其他国家或地区的规定

附录 6　电动吸引器的技术参数

	医疗器械规格	
	（包括但不限于以下相关内容）	
Ⅰ	版本号	1
Ⅱ	初始版本日期	2013.06.25
Ⅲ	最后修正日期	2015.12.11
Ⅳ	公布日期	2015.12
Ⅴ	完成／提交者	WHO 和 UNCLSC 新生儿复苏规格修订小组（联合国儿童基金会、克林顿健康倡议组织和帕斯适宜卫生科技组织）
	名称、类别和代码	
1	WHO 分类／代码	（待开发）
2	通用名称	便携式电动或手动／脚动吸引器／泵
3	特定类型或变体（可选）	婴儿吸引系统，负压小于 100mmHg，带 1 个瓶子
4	GMDN（全球医疗器械术语系统）名称	电动吸鼻器
5	GMDN 代码	56647
6	GMDN 类别	09 可重复使用设备
7	UMDNS（欧盟医疗器械命名系统）名称	吸引器；婴儿吸引器；吸鼻器；胸腔吸引器；气管吸引器
8	UMDNS 代码	10208；10214；10216；10218；10219
9	UNSPS 代码（可选）	42142400
10	别名（可选）	医用吸引器；压缩机；吸引器；排出器；抽吸器；吸引泵；抽吸泵；吸引单元；污水泵；真空泵
11	其他代码（可选）	MS 43699，120400001
12	关键词（可选）	压缩机，吸引器，排出泵，抽吸泵，真空泵

续表

	名称、类别和代码	
13	GMDN/UMDNS 定义（可选）	一种便携式手持设备,可插电使用、电池供电或手动 / 脚动的吸引装置,成年人可用它从婴儿或儿童的鼻腔中轻轻地吸出并清除多余的黏液,以便其呼吸。它包括一个带电池的握柄和一只能产生吸力的小型电动泵,通常还有一只硅胶喷嘴,连接至末端可拆洗的收集容器。该设备为家用设备,通常用于鼻孔表面（即不插入鼻腔）,可重复使用
	使用目的	
14	临床或其他应用	以真空抽吸的方式,从高气道排出气体、液体、组织或外来物质的装置
15	使用等级（若适用）	区级医院 / 省级医院 / 专科医院
16	临床部门 / 病房（若适用）	急诊科、妇科、重症监护室、护理服务部、产科、儿科
17	功能需求概述	电动设备、可处理有害物质,提供的负压小于 100mmHg
	技术特性	
18	详细需求	• 低负压、低流量、无油负压泵 • 使用可充电电池供电 • 最大负压:100mmHg • 收集容器（1 只或 2 只）:1L（一次性袋子或收集罐）;收集容器满时,自动停止抽吸,以防液体溢出至负压泵。过滤器和溢流阀可预防交叉感染（如防碎材料、溢流保护系统）。收集瓶为一次性使用或可高压灭菌 • 气道与泵之间装有细菌过滤器 • 连接至患者的管路长度至少为 0.5m,非折叠型 • 所有部件均由高强度且耐用的材料制成,无需特定的维护或储存条件 • 泵可完全拆卸,且易清洗、消毒和灭菌 • 所有必要的加油 / 润滑程序都是简单方便的,可由普通的临床操作人员完成
19	显示参数	压力表可显示吸力值
20	用户可设置	用户可设置并调节吸力值

续表

	物理 / 化学特性	
21	部件（若适用）	设备表面坚硬、耐腐蚀 泵的手柄 / 踏板为弹簧式，每次冲程后返回到"上方"位置 安装在带把手的坚固硬板上
22	移动性和便携性 （若适用）	便携式
23	原材料（若适用）	无
	实用要求	
24	电、水和 / 或气体 供应（若适用）	交流电源和 / 或可充电电池（可选）
	附件、耗材、备件和其他部件	
25	附件（若适用）	吸引管路和软性锥形头
26	附件的灭菌步骤 （若适用）	每次使用后都必须清洗和消毒收集罐和吸引管路 所有部件均可在蒸汽灭菌锅中灭菌。所有部件均可进行 121℃高压灭菌
27	试剂 / 耗材（若 适用）	管路、收集罐 供应商提供详细的保存期限和使用数量
28	备件（若适用）	备用过滤器：10 套 备用收集罐：1 个 密封圈：每个收集罐 2 对 提供 1 年内预期的其他备件清单及价格
29	其他部件（若适 用）	无
	包装	
30	交付时无菌状态 （若适用）	无
31	储存寿命（若适 用）	无
32	运输和存储（若 适用）	用于安全运输的保护装置 根据当地法律法规，对主要包装进行标识
33	标识（若适用）	使用 ISO 15223 标准符号

续表

	环境要求	
34	相关要求	能在温度为 0~50 ℃、相对湿度为 15%~90% 的环境中持续储存 能在温度为 10~40 ℃、相对湿度为 15%~90% 的环境中持续工作

	培训、安装和使用	
35	预安装要求（若适用）	供应商需在移交前进行安装、安全检查和操作检查 当地临床工作人员在必要时确认安装和培训是否完成
36	调试要求（若适用）	无
37	用户培训（若适用）	为用户提供操作培训和基础维护培训。当地临床使用人员需接受新生儿复苏培训
38	用户注意事项（若适用）	随时监控收集罐里的液体，在液体量接近收集罐容量时将其清空。吸力调节器必须准确；吸力过大会导致组织损伤。若泵含有吸引液体，那它会成为污染源；手术或其他使用过程中，需更换或清洗吸引头，降低感染风险。操作人员需遵循通用预防措施，包括戴手套、戴面罩或口罩和穿防护服。吸引器经拆卸和清洁后，必须重新组装和测试，确保下次能正常使用

	保修和维护	
39	保修	明确保修时间，至少 1 年 列出具体内容和排除事项 提供制造商、供应商和当地代理服务机构的联系方式
40	维护任务	提供本地用户例行维护所需的设备和步骤清单 高级维护任务需有文档记录
41	服务合同类型	描述可获得的售后服务合同的成本和类型
42	过保后的备件供应	描述设备过保后的备件供应时间
43	软件/硬件升级的可用性	描述设备过保后的支持服务

	文件	
44	文件要求	提供用户手册和维修手册（使用英语或买方指定的当地语言） 供应商描述在当地法规下被列为危险物品的所有材料

	退役	
45	预期寿命	供应商描述经完整维护的设备的预期寿命

续表

安全和标准		
46	风险等级	B 类（GHTF 第 11 条）、Ⅱa 类（欧盟、澳大利亚）、Ⅱ 类（加拿大、日本）
47	监管部门的批准 / 认证	符合国家监管机构的监管要求 可选： ● 在进口国登记，若适用 ● 经制造商所在国国家监管机构批准 ● 在 FDA 注册（美国） ● CE 认证（欧盟）为Ⅱa 类，有公告机构编码，或者在 IMDRF 创始成员国家 / 地区获得其他监管机构的批准
48	国际标准（供参考）	ISO 10079-1：1999 医用吸引设备——第 1 部分：电动吸引设备——安全要求；或其他等效的标准 ISO 13485：2003 医疗器械——质量管理体系——用于监管目的的要求（澳大利亚、加拿大、欧洲）；或其他等效的标准 ISO 14971：2007 医疗器械——医疗器械风险管理的应用 IEC 60601-1-2 Ed. 3.0：2007（或更新版本）医用电气设备——第 1~2 部分：基本安全和基础性能的通用要求——附属标准：电磁兼容性——要求和测试 包装要求取决于运输方式 最低要求是按照附录 C：IS 15500：2004 第 1 部分第 12.1 条执行通过无铅认证
49	地区标准	JIS T 7111：2006 用于医用气体系统的软管组件（日本） 任何与国际标准等效 / 统一的国家标准
50	法规制度	美国的法规制度： 21 CFR 820 部分；21 CFR 第 878.4780 节：便携式吸引泵（手动或电动）（美国） 欧盟的法规制度： 93/42/EEC 理事会指令 93/68/EEC（CE 认证）指令 2007/47/EC 指令 日本的法规制度： MHLW 部长条例第 169 号 34860010 低压吸引装置；34860020 电动低压吸引装置 366160303 电动移动式吸引装置（日本） 任何与上面提到的法规制度等效或统一的其他国家或地区的规定

附录 7   一次性吸引装置的技术参数

<table>
<tr><td colspan="3" align="center">医疗器械规格
（包括但不限于以下相关内容）</td></tr>
<tr><td>I</td><td>版本号</td><td>1</td></tr>
<tr><td>II</td><td>初始版本日期</td><td>2013.06.25</td></tr>
<tr><td>III</td><td>最后修正日期</td><td>2015.12.11</td></tr>
<tr><td>IV</td><td>公布日期</td><td>2015.12.30</td></tr>
<tr><td>V</td><td>完成/提交者</td><td>工作小组（WHO/联合国人口基金/联合国儿童基金会）</td></tr>
<tr><td colspan="3" align="center">名称、类别和代码</td></tr>
<tr><td>1</td><td>WHO分类/代码</td><td>（待开发）</td></tr>
<tr><td>2</td><td>通用名称</td><td>吸引装置</td></tr>
<tr><td>3</td><td>特定类型或变体（可选）</td><td>一次性吸引装置</td></tr>
<tr><td>4</td><td>GMDN（全球医疗器械术语系统）名称</td><td>手动吸鼻器</td></tr>
<tr><td>5</td><td>GMDN 代码</td><td>41826</td></tr>
<tr><td>6</td><td>GMDN 类别</td><td>09 可重复使用设备（GMDN 没有一次性设备的类别）</td></tr>
<tr><td>7</td><td>UMDNS（欧盟医疗器械命名系统）名称</td><td>吸引套装</td></tr>
<tr><td>8</td><td>UMDNS 代码</td><td>13846</td></tr>
<tr><td>9</td><td>UNSPS 代码（可选）</td><td>42142400</td></tr>
<tr><td>10</td><td>别名（可选）</td><td>婴儿吸引器、婴儿吸鼻器、儿童吸鼻器、幼童吸鼻器</td></tr>
<tr><td>11</td><td>其他代码（可选）</td><td>无</td></tr>
<tr><td>12</td><td>关键词（可选）</td><td>吸力, 吸引器</td></tr>
<tr><td>13</td><td>GMDN/UMDNS 定义（可选）</td><td>该设备用于从患者身上吸出分泌物；它是一次性设备</td></tr>
</table>

续表

	使用目的	
14	临床或其他应用	从鼻腔或婴儿高气道吸出分泌物和液体的装置
15	使用等级（若适用）	卫生中心／区级医院／省级医院／专科医院救护车
16	临床部门／病房（若适用）	产科、儿科、外科
17	功能需求概述	该设备可手动操作球囊产生吸力，从儿童鼻腔吸出黏液
	技术特性	
18	详细需求	• 确保设备有干净密封的包装
19	显示参数	无
20	用户可设置	无
	物理／化学特性	
21	部件（若适用）	无
22	移动性和便携性（若适用）	便携式和移动式
23	原材料（若适用）	无
	实用要求	
24	电、水和／或气体供应（若适用）	无
	附件、耗材、备件和其他部件	
25	附件（若适用）	无
26	附件的灭菌步骤（若适用）	无
27	试剂／耗材（若适用）	无
28	备件（若适用）	无
29	其他部件（若适用）	无

续表

	包装	
30	交付时无菌状态（若适用）	无
31	储存寿命（若适用）	无
32	运输和存储（若适用）	确保设备有干净密封的包装
33	标识（若适用）	无
	环境要求	
34	相关要求	以供应商的建议为准
	培训、安装和使用	
35	预安装要求（若适用）	无
36	调试要求（若适用）	无
37	用户培训（若适用）	无
38	用户注意事项（若适用）	在使用该设备时要避免压力过大,以免对迷走神经的反射能力造成深度或过度刺激和创伤,从而产生心动过缓
	保修和维护	
39	保修	无
40	维护任务	无
41	服务合同类型	无
42	过保后的备件供应	无
43	软件/硬件升级的可用性	无
	文件	
44	文件要求	无
	退役	
45	预期寿命	无

续表

	安全和标准	
46	风险等级	B 类（GHTF 第 5-6 条）、Ⅱ a 类（欧盟、澳大利亚）、Ⅱ 类（加拿大、日本）、Ⅰ 类（美国）
47	监管部门的批准/认证	FDA 批准（美国）或 CE 认证（欧盟）
48	国际标准（供参考）	ISO 13485：2003 医疗器械——质量管理体系——用于监管目的的要求（澳大利亚、加拿大、欧洲）；或其他等效的标准
49	地区标准	符合国家监管机构的监管要求 可选： ● 在进口国登记，若适用 ● 经制造商所在国国家监管机构批准 ● 在 FDA 注册（美国） ● CE 认证（欧盟）为 Ⅱ a 类，有公告机构编码，或者在 IMDRF 创始成员国家/地区获得其他监管机构的批准 任何与国际标准等效/统一的国家标准
50	法规制度	美国的法规制度： 21 CFR 820 部分 21 CFR 第 868.68106 节：气管吸引装置（套装）（美国） 欧盟的法规制度： 93/42/EEC 理事会指令，2007/47/EC 指令 日本的法规制度： MHLW 部长条例第 169 号： ● 34860010 低压吸引装置 ● 34860020 手动移动式吸引装置 或者任何与上面提到的法规制度等效或统一的其他国家或地区的规定

附录 8   可重复使用的吸引装置的技术参数

<table>
<tr><td colspan="3" align="center">医疗器械规格
（包括但不限于以下相关内容）</td></tr>
<tr><td>I</td><td>版本号</td><td>1</td></tr>
<tr><td>II</td><td>初始版本日期</td><td>2013.06.25</td></tr>
<tr><td>III</td><td>最后修正日期</td><td>2015.12.11</td></tr>
<tr><td>IV</td><td>公布日期</td><td>2015.12.30</td></tr>
<tr><td>V</td><td>完成 / 提交者</td><td>工作小组（WHO/ 联合国人口基金 / 联合国儿童基金会）</td></tr>
<tr><td colspan="3" align="center">名称、类别和代码</td></tr>
<tr><td>1</td><td>WHO 分类 / 代码</td><td>（待开发）</td></tr>
<tr><td>2</td><td>通用名称</td><td>吸引装置</td></tr>
<tr><td>3</td><td>特定类型或变体（可选）</td><td>可打开清洗和消毒的可重复使用型吸引装置</td></tr>
<tr><td>4</td><td>GMDN（全球医疗器械术语系统）名称</td><td>手动吸鼻器</td></tr>
<tr><td>5</td><td>GMDN 代码</td><td>41826</td></tr>
<tr><td>6</td><td>GMDN 类别</td><td>09 可重复使用设备</td></tr>
<tr><td>7</td><td>UMDNS（欧盟医疗器械命名系统）名称</td><td>婴儿气道和鼻腔吸引器</td></tr>
<tr><td>8</td><td>UMDNS 代码</td><td>10214</td></tr>
<tr><td>9</td><td>UNSPS 代码（可选）</td><td>42142400</td></tr>
<tr><td>10</td><td>别名（可选）</td><td>婴儿吸引器、婴儿吸鼻器、儿童吸鼻器、幼童吸鼻器</td></tr>
<tr><td>11</td><td>其他代码（可选）</td><td></td></tr>
<tr><td>12</td><td>关键词（可选）</td><td>吸力,吸引器</td></tr>
<tr><td>13</td><td>GMDN/UMDNS 定义（可选）</td><td>一种手持式手动便携吸引装置，它可以让成年人从婴儿或儿童的鼻腔中轻轻吸出并清除过多的黏液，以促进其呼吸。它有各种各样的外形，包括用一根管子插入可压缩的球囊，或者在注射器末端有一个小球囊,可应用于鼻孔。它是家用型可重复使用的设备</td></tr>
</table>

续表

使用目的		
14	临床或其他应用	从鼻腔或婴儿高气道排出分泌物和液体的装置
15	使用等级（若适用）	卫生中心／区级医院／省级医院／专科医院
16	临床部门／病房（若适用）	产科、儿科、外科、产房
17	功能需求概述	该设备可手动操作球囊产生吸力，从新生儿口鼻吸出黏液
技术特性		
18	详细需求	最上面的部分可以打开，以便清洗，可以煮沸（HLD）和灭菌，包括高压灭菌，并且可以是半透明的。 它不含乳胶
19	显示参数	无
20	用户可设置	无
物理／化学特性		
21	部件（若适用）	无
22	移动性和便携性（若适用）	便携式和可移动式
23	原材料（若适用）	无
实用要求		
24	电、水和／或气体供应（若适用）	无
附件、耗材、备件和其他部件		
25	附件（若适用）	无
26	附件的灭菌步骤（若适用）	可以煮沸（HLD）和灭菌，包括高压灭菌
27	试剂／耗材（若适用）	无
28	备件（若适用）	无
29	其他部件（若适用）	无

续表

包装		
30	交付时无菌状态（若适用）	按照灭菌流程灭菌
31	储存寿命（若适用）	无
32	运输和存储（若适用）	设备需保持干净
33	标识（若适用）	无
环境要求		
34	相关要求	无
培训、安装和使用		
35	预安装要求（若适用）	无
36	调试要求（若适用）	无
37	用户培训（若适用）	无
38	用户注意事项（若适用）	在使用前，按照灭菌流程进行清洁和消毒
保修和维护		
39	保修	无
40	维护任务	无
41	服务合同类型	无
42	过保后的备件供应	无
43	软件/硬件升级的可用性	无
文件		
44	文件要求	无
退役		
45	预期寿命	无

续表

	安全和标准	
46	风险等级	B 类（GHTF 第 11 条）、Ⅱa 类（欧盟、澳大利亚）、Ⅱ 类（加拿大、日本、美国）
47	监管部门的批准 / 认证	符合国家监管机构的监管要求 可选： ● 在进口国登记，若适用 ● 经制造商所在国国家监管机构批准 ● 在 FDA 注册（美国） ● CE 认证（欧盟）为Ⅱa 类，有公告机构编码；或 ● 在 IMDRF 创始成员国家 / 地区获得其他监管机构的批准
48	国际标准（供参考）	ISO 13485：2003 医疗器械——质量管理体系——用于监管目的的要求（澳大利亚、加拿大、欧洲） ISO 10079-2：1999 医用吸引设备——第 2 部分：手动吸引设备或其他等效的标准
49	地区标准	符合国家监管机构的监管要求 可选： ● 在进口国登记，若适用 ● 经制造商所在国国家监管机构批准 ● 在 FDA 注册（美国） ● CE 认证（欧盟）为Ⅱa 类，有公告机构编码，或者在 IMDRF 创始成员国家 / 地区获得其他监管机构的批准 任何与国际标准等效 / 统一的国家标准
50	法规制度	美国的法规制度： 21 CFR 820 部分 21 CFR 第 878.4780 节：便携式吸引泵（手动或电动）（美国） 欧盟的法规制度： 93/42/EEC 理事会指令 93/68/EEC（CE 认证）指令 98/79/EC 理事会指令 2001/104/EC 指令 2007/47/EC 指令 日本的法规制度： MHLW 部长条例第 169 号；36616010 手动移动式吸引装置（日本） 或者任何与上面提到的法规制度等效或统一的其他国家或地区的规定

附录9 会议报告——讨论联合国妇女和儿童救生商品委员会颁布的有关医疗器械的采购技术参数和监管途径（2013年6月10日—12日）

草案第1版
会议报告

讨论联合国妇女和儿童救生商品委员会颁布的
有关医疗器械的采购技术参数和监管途径

WHO 总部
瑞士日内瓦

2013 年 6 月 10 日—12 日

诊断影像和医疗器械组
基本药物和卫生产品部
卫生系统和创新部门

背景

为了实现千年发展目标4、5、6，联合国于2012年3月成立了联合国妇女和儿童救生商品委员会，随后该委员会发布了10条建议，以改善13种基本医疗用品的获得情况。

10条建议具体如下：

Ⅰ 改善救生医疗用品的市场环境：

1. 建立国际市场；

2. 建立区域配送市场；

3. 融资创新；

4. 提高质量：到2015年，每种医疗用品至少有3家制造商生产和销售，且产品质量合格、价格适中；

5. 提高监管效率：到2015年，在严苛的监管机构、WHO和区域合作组织的支持下，所有的东西经济走廊国家（EWEC）应标准化和简化医疗用品的注册要求和评估流程。

Ⅱ 改善救生医疗用品的区域配送：

6. 供应和供应意识；

7. 需求和使用；

8. 可配送至妇女和儿童；

9. 工作表现和责任。

Ⅲ 进一步提高私营企业和消费者需求之间的契合度。

10. 产品创新。

请注意，WHO全权负责建议中的第4条和第5条，如有需要也可参与负责其他建议的实现。

这13种医疗用品包括3种特殊医疗器械：女用避孕套，新生儿复苏设备（面罩、气阀、气囊、吸气装置或吸引器）和用于注射抗生素的支持性医疗器械（注射器、针头）。这13种设备是由联合国妇女和儿童救生商品委员会定义的。

根据2013年5月通过的WHA66.7号决议，WHO命名了"联合国妇女和儿童救生商品委员会的建议"。

WHO的使命：

（1）与联合国儿童基金会，联合国人口基金会，世界银行，联合国艾滋病规划署，联合国妇女组织，国家、地区和国际监管机构，私营组织和其他合作伙伴合作，以促进和确保安全、优质医疗用品的供应。

（2）与各成员国合作，并对他们的工作提供支持，适当地提高监管效率，规范和统一注册要求，精简评估程序，包括优先审查救生医疗用品。

（参见附录 1 中的 WHA66.7 号决议）

讨论

将特别关注由 WHO 负责的建议 4 和 5：

4. 提高质量：到 2015 年，每种医疗用品至少有 3 家制造商生产和销售，且产品质量合格、价格适中；

5. 到 2015 年，在严苛的监管机构、WHO 和区域合作组织的支持下，所有的东西经济走廊国家（EWEC）应标准化和简化医疗用品的注册要求和评估流程。

属于医疗器械的 3 种基本医疗用品：

（1）生殖健康：女用避孕套；

（2）新生儿健康：新生儿复苏设备；

（3）新生儿及儿童健康：注射抗生素的设备（注射器及其他医疗器械）。

会议目标

1. 明确这 3 种基本医疗用品的技术参数，以在市场上获得质量合格、性能优化的产品，如建议 4 中关于提高医疗用品质量所述。

2. 针对这些医疗用品建立一条监管渠道，包括统一注册要求和评估过程，如建议 5 中关于监管效率所述。

3. 向监管机构及会员国、非政府组织和联合国机构的采购部门下发这些要求，以改善上述提到的医疗用品的获得情况。

参加会议人员

a. 这些医疗用品各自的行业领头人；

b. 卫生技术重点相关者（负责医疗器械的管理、选择、采购或监管）或者由率先开展活动的国家卫生部门指定的个人；

c. WHO 技术参数顾问；

d. WHO 医疗器械监管顾问；

e. 参与这些医疗用品采购的非政府组织和联合国机构；

f. WHO 中与建议 4（医疗用品质量）和建议 5（监管过程）相关的工作人员（详细资料请参阅本文件最后一节中的参会者名单）。

任命

大会主席： 2013.6.10： Sam S.B. Wanda

2013.6.11： Jean Bosco Ndihokubwayo 和 Bidia Deperthes

2013.6.12： Adriana Velazquez 和 Keith Neroutsos

演讲者： Alejandra Velez， Yukiko Nakatani

感谢以下实习生的帮助：Nathan Lo， Jacintha Leyden， Samantha Mendoza 和 Daria Istrate

会议纪要

以下是会议每天议题和讨论的记录（所有报告详见附录3）。

第1天：2013年6月10日

旨在讨论本次会议的目标和背景及 WHO 医疗器械部门的情况，下午集中讨论女用避孕套。

介绍和背景
- Velazquez 女士致欢迎词并提出本次会议的目标
- Kristensen 博士介绍联合国妇女和儿童救生商品委员会
- WHO 医疗器械部门正在进行的项目介绍
  › 可用出版物
  › 医疗器械行业面临的全球挑战
  › 医疗器械本地调查的结果
  › 采用本地化生产和技术转移两种方法提高医疗器械的供应量
  › 介绍适用于资源匮乏地区的创新卫生技术
  › 用于生殖母婴健康的基本医疗器械 H4+ 整合清单

采购和监管机构、医疗用品状况调查采用的国家评估工具

联合国妇女和儿童救生商品委员会指定了13种医疗用品，为了在这13种医疗用品的监管和采购过程中收集各个国家信息，以实现建议4和建议5，大会讨论了一种采用 WHO 的 datacal 工具的自动收集方法。这种用于采购和监管机构及医疗用品状况调查的国家评估方法由 Barragan 女士在7a、7b、8a、8b 节中介绍。

- 对这种国家评估工具的讨论：
- 第一个关注点：国家工作人员通常没有特殊设备的信息，但是他们知道每一种特殊设备的费用，如用于孕产妇和新生儿的设备。

- Wanda 先生建议甚至可由国家的不同部门提供信息，这些信息将对特殊设备过滤和标准化非常有用。
- Nagesh 博士建议应在特定的时间内回应调查活动。
- 从终端用户处获取信息很重要。
- 资金来源：每种医疗用品都有多种来源，如：联合国机构，非政府组织，捐赠，世界银行等。
- 此外，根据成立时的规定，应在采购和监管过程中收集信息。

女用避孕套的一般参数

　　Festin 博士在会上介绍了 WHO 关于计划生育的最新政策，也介绍了女用避孕套的特点、使用方法及供应情况，强调了培训人们正确使用避孕套的必要性。

　　来自联合国人口基金会的 Deperthes 女士和 Traeger 女士介绍了女用避孕套的规格参数、入市资格预审过程和采购指导。此外，她们建议应重点关注市场营销和分销。同时，对于那些有能力生产出符合规格参数要求的产品且他们的生产车间和产品质量在可接受范围内的生产商，她们也分析了入市资格预审过程。通过资格预审的产品名单详见联合国人口基金会和 WHO 网站。会议还提到男用避孕套和女用避孕套的 ISO 标准是不同的。

- 对女用避孕套入市资格预审的讨论：
  › 相关标准没有在线提供，确实需要增加获得这些标准的途径。
  › 相对于男用避孕套，女用避孕套的价格偏高。
  › 没有足够的推进措施、培训及资金来引导女用避孕套项目。
  › 普及率低：在撒哈拉以南的非洲地区平均每 8 名女性 1 个避孕套。
  › 处于生育年龄的男性和女性不了解女用避孕套的使用和好处，缺乏相关的信息。
  › Neroutsos 先生提到如果要求生产商每两年进行一次产品入市资格重审，则产品的性能将得到持续性改进。
  › Nedo 先生指出一旦产品通过入市资格预审，产品将在国家层面上通过快速通道进行注册。
  › Deperthes 女士回顾了基本药物清单，使得与会国家可以很容易地将女用避孕套纳入基本药物清单中，尽管如此，女用避孕套的分发仍是不够的。

不同国家的考虑

马拉维（Malawi）

- Deperthes 女士评价说马拉维是成功案例之一，他们实现了女用避孕套的供应量从 15 万增加到 150 万。

- 由政府决定生产商是否要注册避孕套，并规定当地政府应有的避孕套最低库存。

塞拉利昂（Sierra Leone）（Kabia 先生介绍）

- 女用避孕套不太受欢迎。
- 把女用避孕套当作一般医疗器械进行采购：
  › 生物医学工程师没有参与由卫生部发起的采购工作。
  › 没有医疗器械的监管机构。

坦桑尼亚（Tanzania）（Mvanga 先生和 Mariki 女士介绍）

- 多个非政府组织一起致力于推广避孕套，主要是第二代女用避孕套（FC2）。
- 由于女用避孕套的使用目的没有被很好地理解，导致女用避孕套使用率很低。
- 需要对使用人员进行培训和鼓励，推动女用避孕套的使用。
- 卫生部通过坦桑尼亚的食品药品监督管理局来监管药品、化妆品、医疗器械和食品。
- 女用避孕套作为一次性的医疗器械进行注册，遵循 ISO 标准。
- 两个过程：第一个是 60 天的筛选过程，不同级别的产品筛选费用不同（B 级别的费用为 500 美元，C 级别的费用为 750 美元，D 级别的费用为 1 000 美元），C 级别的产品在坦桑尼亚上市需 270 个工作日；第二个过程为样品的提交和测试过程，通常样品的测试外包给南非或其他国家。
- 坦桑尼亚的食品药品监督管理局有两种评估方式，即全面评估和部分评估。如果产品通过了 WHO 的资格预审或在其他发达国家上市了，则仅需部分评估，否则需进行全面评估。
- 坦桑尼亚的监管模式可应用于地区。
- Deperthes 女士提出，首先应明确在这些特殊国家避孕套应以何种方式才能被接受，然后了解产品注册需要的资料并尽快注册。

乌干达（Uganda）（Wanda 先生介绍）

- 成立于 1983 年的国家药品监督管理局新增了食品和医疗器械部门。
- 卫生部认为他们需要一个由专家组成的委员会，作为国家药品监督管理局和国家标准管理局的顾问，并由此于 1989 年成立了国家行动委员会。
- 目前女用避孕套没有国家标准，不过 FC2 避孕套和 Cupid 避孕套在国内都可以买到，但是女用避孕套比男用避孕套贵。非常有必要促进女用避孕套的使用。
- Deperthes 女士指出，之前有向联合国人口基金会提出给乌干达提供 100 万只 Cupid 避孕套的请求，但是被拒绝了。理由是人们对这些避孕套的接受程度不高，可以先少量地向人们展示避孕套的样品。她还说，如果提供避孕套的行动仅持续 2~3 年，那么提供高质量的避孕套意义也不大。避孕套的使用建立在人们的受教育程度上。

- Cupid 避孕套在南非和乌干达已经广泛存在，有必要在 Cupid 避孕套和 FC2 避孕套之间制造竞争。

用于孕产妇和新生儿的基本医疗器械 H4+ 整合清单

Velez 女士介绍了《用于孕产妇和新生儿的基本医疗器械 H4+ 整合清单》草案中关于计划生育和生殖健康的章节，以及整个项目过程中面临的挑战。

第 2 天: 2013 年 6 月 11 日

第 2 天主要讨论新生儿专用的可注射抗生素，以及对注射这些抗生素所需医疗器械的要求。

用于新生儿败血症的可注射抗生素

来自拯救儿童组织的 Wall 医生负责联合国妇女和儿童救生商品委员会下属的可注射抗生素小组，他指出了目前优先注射抗生素的现状及相关的关键活动。此外，我们应考虑的重点还有：如何选择抗生素、新生儿配方、促进抗生素的合理使用以及缺乏供应和本地生产产品。针对医疗器械，他建议应定义所有相关医疗器械的技术参数。

来自 WHO 的 Weerasuriya 医生介绍了 WHO 儿童基本药物清单（EMLc）的背景和目前的工作，以及由于药物的尺寸较小而引起产量低导致的药物供应不足。

Qazi 博士介绍了 WHO 关于治疗新生儿败血症的抗生素剂量、新生儿感染和败血症的诊断治疗以及管理方面的文件。在新生儿治疗的临床应用中，需采用针头规格为 23G 的 2mL 注射器将抗生素注射入新生儿体内。

- 对用于治疗新生儿败血症的可注射抗生素的讨论：
  › 由于抗生素的剂量取决于新生儿的体重，因此婴儿体重秤也是必需的医疗器械。
  › 注射时应配合使用酒精和棉签。
  › 应考虑产品的创新［如非自动注射，可重复利用预防、单剂量（乙肝疫苗），微针贴片］。

用于治疗新生儿败血症的可注射抗生素相关的患者安全和注射安全

Allegranzi 女士介绍了 WHO 对患者安全的考虑及针对卫生系统中不良事件的避免、预防和改善提出的建议。在注射过程中，由于错误使用注射相关的医疗器械而引起的受伤和感染是典型的不良事件。考虑到患者的风险，不必要的注射也是个问题。她还提到对每个国家的各级卫生工作者的培训也是至关重要的。

　　Khamassi 医生引入了注射安全的问题。重复利用、过度使用、不安全的处理和不安全的收集是主要问题。2000 年的调查显示，超过 70% 的注射都是由重复使用的注射器完成的。注射增加了患血源性病原体、脓肿和神经损伤的风险。WHO 的注射安全项目成员包括患者、卫生工作者和社区安全员（安全注射的 7 个步骤）。面临的较大问题是由于人员流动快，需不断地对工作人员进行培训。此外，废物管理（如尖锐物管理）是非常重要的，需要适用范围更广的卫生系统方法。比如，国家选择高温焚烧或其他方法。

● 对患者安全和注射安全的讨论：
　› 对 WHO 来说，推动解决医疗器械使用相关的安全问题非常重要（如准确的剂量、不良事件的正确管理）。
　› 不良事件的发生主要源自系统性问题，作为系统一部分的个人或医疗器械（如卫生工作者没有受到管理这些医疗器械的培训）并不是导致不良事件的主要原因。
　› 检查清单可以作为正确注射抗生素的解决办法。无论培训卫生工作者正确使用抗生素需要多大的努力，这个方法都是非常有效的。
　› 由德高望重的、相对固定的领导进行培训。
　› 对培训者进行培训。
　› 将标准操作流程张贴在墙上。
　› 提倡生产商对不同的药物采用不同的标签，以区分药物。
　› 丹麦有专门处理不可见废物的系统（如被扔进管道的药物）。

注射用医疗器械的基本规格参数

　　Maire 博士介绍了 WHO 性能、质量和安全部门（PQS）的资格预审系统，包括背景、数据库、资格认证方法和预审合格的注射设备。通过 WHO 资格预审的医疗产品涵盖实验室设备、公司设备及 8 大类医疗器械。目前，有超过 30 种注射器和 10 种安全盒通过了 WHO 的资格预审。注射器的类型有 2 件式、3 件式、非自动式和可重复利用预防式，并由锯齿型柱塞、带钩的活塞、活塞环和柱塞爪几个部分组成。注射器的风险等级为低到中风险（Ⅱa）。产品的资格预审程序需要生产商信息、产品信息、材料、结构、标签、尺寸、实验室测试报告、ISO 标准等资料，还需要 20 个样品和其他法规要求的信息。

　　来自联合国儿童基金会供应部门的 Moller 博士介绍了联合国儿童基金会可提供的产品目录，其中包括了针头、可预防重复使用的注射器、安全盒等的技术参数。联合国儿童基金会还可提供通过 WHO 资格预审的非自动注射器。联合国儿童基金会在采购时必须考虑到产品的供应链、港口通关以及物流等。有时,联合国儿童基金会还需输送不同于药品的医疗器械。

Nakatani 博士介绍了《用于生殖、孕产妇和新生儿健康的基本医疗器械 H4+ 整合清单》草案中关于新生儿健康的章节。与诊断和干预新生儿败血症相关的医疗器械包括常规的注射器、可预防重复使用的注射器、针头、插管和安全箱等。草案还提到,无论地区医院还是转诊医院都可管理和治疗新生儿败血症。

- 可注射抗生素的技术参数讨论:
  › 建议建立联合国妇女和儿童救生商品委员会与用于孕产妇和新生儿健康的基本医疗器械的 H4+ 整合清单之间的联系。
  › 探讨不同的抗生素对应的不同保存等级。并在每个等级应执行的程序和必需的设备上达成共识。

国家报告

每个受邀出席会议的国家都介绍了各自国家关于可注射抗生素、患者安全、资格预审程序和国家层面的医疗器械采购这几个方面目前的状态、需求和挑战。报告之后是一个公开的讨论。

马拉维(Malawi)(Mkukuma 先生介绍)

- 由受雇于卫生部的化学工程师负责医疗器械的管理和采购。
- 医院负责医疗器械的采购。
- 列举了采购的 4 种针头。
- 医院自行采购注射器和针头,自行负责产品的规格参数。
- 政府最近采购了 4 种不同类型的针头和 3 种不同尺寸的注射器。

塞拉利昂(Sierra Leone)(Kabia 先生介绍)

- 联合国儿童基金会负责所有的采购。
- 地区卫生设施项目 - 联合国儿童基金会负责采购。
- 在医疗器械采购时常会忽略适用于儿童的医疗器械(如儿童秤、保温箱)。
- 提出捐赠设备的主要问题是缺乏相应的培训或维护。

塞内加尔(Senegal)(Nado 先生介绍)

- 联合国机构负责所有的采购。注射器和疫苗均来自联合国儿童基金会。

印度(India)(Nagesh 博士介绍)

- 建立良好的公私合作关系,以改善国民的健康状况。
- 由卫生部负责大部分的协调和集中工作,但是不同的州有不同的预算和政策。
- 政府提供采购基金,但是相对于进展更快的私人机构,政府的采购基金还有很长一段路要走。

- 无论是公立机构还是私立机构都采用一次性注射器进行免疫接种。
- 新生儿是最大的挑战：缺乏相应的医疗器械和人员。

坦桑尼亚(Tanzania)(Mvanga 先生和 Mariki 女士介绍)

- 只使用非自动注射器。
- 由联合国儿童基金会、Jhapiego 组织和其他组织机构负责采购。
- 成立现金项目，用于培训社区卫生工作者以帮助他们实现流程化管理。
- 由于私立医院具备公立医院不具备的条件，私立医院可能从社会公众处获得资金。
- 可能存在西方国家生产的医疗产品，但是没有投入使用。
- 与荷兰签订合同，建造焚化炉，用于废弃注射器的管理。
- 监管途径：注射器按照 II 类医疗器械进行管理。
- 上市后监测，从无菌注射器和手套开始。
- 准入系统，不允许采购没有许可证的医疗器械。
- 废物处理指导手册。

乌干达(Uganda)(Wanda 先生介绍)

- 卫生部的职责是确保国家的要求和需求得到满足。
- 新生儿需要特殊尺寸的针头、精确稀释和计算的药物。
- 在美国国际开发署的资助下收集垃圾。
  - 对国家报告的探讨：
    › 对于小婴儿，必须使用合适尺寸的针头。
    › 磅秤，为了精确计算药品剂量，有必要每周进行一次校准。
    › 医院需要保温箱对新生儿进行护理。
    › 如果产品通过了 PQS 系统的资格认证，直接使用其技术规格即可。
    › 进行注射操作的人员大部分都没有接受过培训。
    › 如何处理预防重复使用(RUP)宣传与允许药物使用者重用自己注射器的关系。
    › 各种有形和无形废物(卫生产品废物进入水资源，但不能被水洁净检测点检测到)

第3天：2013年6月12日

第 3 天主要讨论新生儿复苏设备。

Bahl 博士介绍了 WHO 新生儿复苏器械指南

- 成人复苏器械和新生儿复苏器械的区别。对新生儿复苏器械来说，恢复新生儿的呼吸比建立心血管循环更重要。
- 通气、吸入的步骤和程序。
- 不建议采用浓度为100%的氧气进行复苏，可以的话，应由空氧混合器提供最大浓度为30%的空氧混合气体。
- WHO没有规定复苏设备适用新生儿的最少孕周。它取决于很多因素／具体场景和法律问题，也跟国家层面的政策有关。

Narayanan博士介绍了联合国妇女和儿童救生商品委员会关于新生儿复苏器械的概述
- 初级卫生机构／区域中心的核心包 - 优先考虑出生率超过某个阈值的区域中心。
- 坦桑尼亚对复苏操作的步骤有强制性规定，墙上必须张贴复苏步骤。
- 制造商使用的产品参数 - 有多少制造商可以生产满足我们需求的产品。
- 介绍了不同类型新生儿心肺复苏器械的优缺点。
- 提出吸引器械的基本要求：易清洗、半透明、软／塑料边缘等。同时需要这些器械的灭菌／清洗方法的培训。
- 虽然人体模型非常昂贵，但是Narayanan博士建议培训时采用人体模型。
- 在新生儿复苏过程中，温度控制是一个重要问题。
- 必须考虑市场和监管关注的方面。
- 对于更复杂的医疗器械，我们应基于循证的指导方针列出不同项目的优先程度。

  Velazquez女士介绍了生殖、孕产妇和新生儿健康（RMNH）的H4+整合清单的背景和现状，以及目前WHO有关医疗器械的活动。WHO已经通过卫生保健机构提供了医疗器械清单，如卫生站、保健中心、地区医院、专科医院等，但该名单与干预措施无关。生殖、孕产妇和新生儿健康（RMNH）的H4+整合清单包括干预措施、医疗设施水平和医疗器械的横向对比表。医疗器械的基本清单包含超过500种医疗器械。

国家报告

  每个受邀出席的国家都介绍了各自国家新生儿复苏设备、相关医疗器械国家层面采购的现状、需求和面临的挑战。报告之后是一个公开的讨论。

马拉维（Malawi）（Mkukuma先生介绍）
- 整个卫生部只有4名生物医学工程师，他们管理所有的医疗器械。
- 由于捐赠的医疗器械来自不同的品牌，所以工程师通常不具备维护技能，也没有足够的耗品来运行设备。

塞拉利昂（Sierra Leone）（Kabia 先生介绍）

- 巨大挑战：医疗器械和相关技能的缺失。
- 需要从其他西非国家邀请培训师对国内的工程师进行培训。
- 所提供的统计数据基于经验而非数据库。
- 经历了许多危害患者安全的事件。

坦桑尼亚（Tanzania）（Mvanga 先生和 Mariki 女士介绍）

- 国家接受医疗器械的捐赠，但没有事先的战略规划而只是分配到卫生机构中。
- 制氧机只能调节容量和压力，且只当氧气含量少于 72% 时出现报警。
- 例如，卫生机构通常只收到成人的呼吸回路管道捐赠，而没有儿童的相关呼吸回路。
- 大部分的患者死亡发生在医学中心或转运到上级医疗机构的途中。

乌干达（Uganda）（Wanda 先生介绍）

- 在乌干达，医生使用氧气面罩、气阀和氧气袋来治疗新生儿窒息。
- 氧气袋是按压式氧气袋，氧气面罩分为 0 和 1 两种规格，0 用于早产儿，1 用于足月儿。
- 氧气面罩可选择直立的袋子也可选择横立的袋子，但实际使用中更倾向于选择直立的袋子，因为直立的袋子密封性更好，需要清洁和组装的部件更少，成本更低。
- 复苏套装中有一个透明的"企鹅"吸入球，可拆下清洗和消毒，易于检查是否做好准备，高度耐用，价格适中。
- 复苏套装包括听诊器、保暖衣物和医用线。

其他讨论

- 由于没有标准化的采购，同一医疗器械不仅只有几个品牌可供选择，而且也没有足够的培训、备件、操作手册等。
- 由于没有对设备进行资产登记，所以没有办法在医院追踪设备。
- 医疗器械的安全使用——并不仅仅指具体的事例，如那些因医疗器械的不安全使用引起的高死亡率，特别是那些高风险设备。
- 参会者对由 WHO 提供的《医疗器械安全使用》一书特别感兴趣，该书是医疗器械技术系列中的一部分。

大会成果和以后的方向

基于大会的目标和预期成果，以下是本次大会取得的成果：

1. 表 A9.1 列出了与上述医疗用品相关的精密医疗器械。

表 A9.1   13 种推荐的救生商品清单

生殖健康医疗用品

- 女用避孕套

用于新生儿败血症的可注射抗生素

- 针头规格为 23G（25mm）的 2mL 注射器（预防感染，可重复使用）
- 针头规格为 23G（25mm）的 2mL 注射器（预防感染，不可重复使用）
- 安全盒，用于放置使用过的注射器／针头
- 量程小于 20kg 的婴儿体重秤
- 医用体温计，非水银体温计

用于新生儿窒息的复苏器械

- 自动充气式新生儿复苏包，含两种规格的面罩（0 用于早产儿，1 用于足月儿）
- 电动或脚压式吸引器／吸引泵，负压小于 100mmHg，带废液瓶
- 一次性吸气管，长 50cm，尖端锥形，规格 Fr#8
- 一次性吸引球
- 可拆卸、清洗和消毒的可重复使用吸引球
- 模拟新生儿复苏的培训模型／模拟器
- 婴儿听诊器

2. 附录 A 是表 A9.1 所列 13 种医疗器械的技术参数，供参会者审阅，反馈时间截止到 2013 年 7 月 31 日。

3. WHO 曾针对这 13 种救生商品在国家层面进行过一次调查，根据在本次会议期间收到的评论和表 A9.1 中所列的设备，对调查报告的第 7a，7b，8a，8b 节的内容进行了更新。

4. 在其他监管机构的协助下，正在拟订通用的注册技术要求和评估工具，以改进这些设备在各国的质量信誉和本地交付，并将在 8 月底之前与参会者分享。

5. 附录 B 中是临时项目工作。

6. 附上本次会议所有的 ppt，作为本报告的参考。

参会者名单

来自联合国妇女和儿童救生商品委员会方法借鉴国家的卫生技术专家

Alusine B. KABIA：塞拉利昂健康和卫生设施部生物医学顾问。

邮箱：alusinebk@yahoo.com

Rehema MARIKI：坦桑尼亚联合共和国食品药品监督管理局。

邮箱：remariki@yahoo.com

Lovemore MKUKUMA：马拉维卫生部。

邮箱：mkukuma@yahoo.co.uk

Valentino MVANGA：坦桑尼亚联合共和国卫生部。

邮箱：vmvanga@yahoo.com

Youssou NDAO：塞内加尔卫生部公共卫生督察。

邮箱：youisn @yahoo.fr

Sam. S.B. WANDA：乌干达卫生部。

邮箱：ssbwanda@gmail.com

非国家代表参加人员

Indira NARAYANAN：美国国际开发署新生儿复苏总顾问。

邮箱：inarayanan6@gmail.com

Nagarajan Kartik NAGESH：印度新生儿顾问。

邮箱：karthiknagesh@yahoo.co.in

Keith NEROUTSOS：美国 PATH 公司采购总监。

邮箱：kneroutsos@path.org

Steve WALL：拯救儿童（可注射抗生素的主要召集人）组织。

邮箱：swall@savechildren.org

其他个人参会者

Bidia Deperthes：美国人口基金会（女用避孕套的主要召集人）。

邮箱：deperthes@unfpa.org

Helene MOLLER：丹麦联合国儿童基金会供应部。

邮箱：hmoller@unicef.org

Hayley TRAEGER：丹麦人口基金会采购事务部。

邮箱：traeger@unfpa.org

大会观察员

Tatjana R. SACHSE：瑞士盛德律师事务所。

邮箱：tsachse@sidley.com

WHO 非洲区官员

Jean Bosco NDIHOKUBAYO：非洲区卫生技术顾问。

邮箱：ndihokubwayoj@who.int

WHO 总部人员

Benedetta ALLEGRANZI：患者安全项目技术官。

邮箱：allegranzib@who.int

Rajiv BAHL：研发部医学官，MCA/FWC。

邮箱：bahlr@who.int

Mario FESTIN：特殊计划生育项目组长，FWC。

邮箱：festinma@who.int

Selma KHAMASSI：患者安全项目注射安全技术官。

邮箱：KhamassiS@who.int

Frederik KRISTENSEN：家庭、妇女和儿童健康辅助管理部顾问。

邮箱：kristensenf@who.int

Denis MAIRE：EMP 疫苗科学家。

邮箱：maired@who.int

Shamim Ahmad QAZI：研发部，MCA/FWC。

邮箱：qazis@who.int

Krisantha WEERASURIYA：EMP 药品准入和合理使用部。

邮箱：weerasuriyak@who.int

基本药品和卫生产品部（EMP）/ 医疗器械组工作人员

Jennifer BARRAGAN：咨询师。

邮箱：j.barragan.biz@gmail.com

Yukiko NAKATANI：诊断影像和医疗器械技术官。

邮箱：nakataniy@who.int

Amir SABET SARVESTANI：诊断影像和医疗器械技术官。

邮箱：sabetsarvestania@who.int

Laura Alejandra VELEZ RUIZ GAITAN：咨询师。

邮箱：la.velezrg@gmail.com

Adriana VELAZQUEZ BERUMEN：诊断影像和医疗器械协调员。

邮箱：velazquezberumena@who.int

附录 10　第 66 届世界卫生联合大会根据联合国妇女和儿童救生商品委员会建议的执行情况（WHA66.4）

第 66 届世界卫生联合大会：

审议了关于为促进妇女和儿童健康而召开的高级别委员会建议的后续行动报告。回顾 WHA63.15 号决议中关于跟踪千年发展目标卫生相关的执行情况和 WHA65.7 号决议中关于联合国委员会涉及妇女和儿童健康信息和问责制建议的执行情况。

回顾联合国秘书长呼吁的国际社会组织应在致力于妇女和儿童健康的国际策略的领导下，相互合作、共同努力，到 2015 年挽救 1 600 万条生命。

大量的成员国和参会者对联合国秘书长致力于妇女和儿童健康的国际策略作出承诺。

每年有数以百万计的妇女和儿童的死亡完全是可以避免的，通过使用现有的低价医疗用品就可轻松实现。

目前妇女和儿童获得及使用适用的医疗用品还存在障碍，应意识到解决和克服此障碍的迫切性。

欢迎联合国妇女和儿童救生商品委员会做的报告，该报告预计，通过改善 13 种特殊的、被忽视的医疗用品及相关产品（详见附录）的获得情况在 5 年内就可以挽救 600 万条生命。

也欢迎联合国妇女和儿童救生商品委员会推荐相关的行动规划和实现这些行动的执行计划。

应意识到联合国妇女和儿童救生商品委员会推荐的行动也可以增加人们接触更多医疗用品的机会。

妇女从怀孕到分娩及产后恢复期内、婴儿及整个童年都需要健康服务，应意识到推广、建立或支持和加强这种服务的必要性。

重申发达国家与发展中国家或发展中国家与发展中国家在建立的合适的、达成一致意见的条款下，促进技术转让的重要性。

确认独立专家审查小组在审查执行会议产生的建议行动方面所扮演的角色。

● 促进各会员国酌情落实关于妇女和儿童救生医疗用品的执行计划，包括：

1. 在医疗卫生专业人员的监督和指导下,提高用于生殖、孕产妇、新生儿和儿童健康的 13 种救生医疗用品和其他基本医疗用品的质量、供应和使用,并在需要的时候进行信息和交流技术的最佳实践,以实现不断改进。

2. 制定合适的干预措施,以增加社会成员对卫生服务的需求和利用,特别是缺乏服务的人群。

3. 在所有社会成员特别是贫困人员中,普及这 13 种用于生殖、孕产妇、新生儿和儿童健康的救生医疗用品及其他基本医疗用品。

4. 通过统一注册要求和精简评估程序,包括优先审查救生医疗用品,提高监管效率。

5. 实施经证实有效的运行机制和干预措施,确保卫生服务人员了解最新的国家妇幼保健准则。

● 对负责人的要求:

1. 与联合国儿童基金会,联合国人口基金会,世界银行,联合国艾滋病规划署,联合国妇女组织,国家、地区和国际监管机构,私营组织和其他合作伙伴合作,以促进和确保安全、优质医疗用品的供应。

2. 与各成员国合作,并对他们的工作提供支持,适当地提高监管效率,规范和统一注册要求,精简评估程序,包括优先审查救生医疗用品。

3. 对独立专家审查机构妇女和儿童健康信息和责任小组的工作提供支持,工作主要是执行联合国秘书长的妇女和儿童健康全球策略,及执行联合国妇女和儿童救生医疗用品的建议。

4. 直到 2015 年,每年都需通过执行委员会在世界卫生大会上报告在妇女和儿童救生商品委员会指导下所取得的项目进展,以及与聚焦通过生命进程促进人类健康的议程项目的联系。

附表

按不同人生阶段划分的医疗用品
孕产妇医疗用品
催产素——产后出血（PPH）
米索前列醇——产后出血
硫酸镁——子痫和重度先兆子痫
新生儿医疗用品
可注射抗生素——新生儿败血症
产前糖皮质激素（ANC）——早产儿呼吸窘迫综合征

续表

新生儿医疗用品
氯己定——新生儿脐带护理
复苏装置——新生儿窒息

儿童医疗用品
阿莫西林——肺炎
口服补盐液——腹泻
锌——腹泻

生殖健康医疗用品
女用避孕套
避孕植入物——计划生育 / 避孕
紧急避孕药——计划生育 / 避孕

参考文献

1. Guidelines on basic newborn resuscitation. Geneva: World Health Organization; 2012.
2. Wall SN, Lee AC, Niermeyer S, English M, Keenan W, Carlo W et al. Neonatal resuscitation in low-resource settings: What, who, and how to overcome challenges to scale up? Int J Gynaecol Obstet. 2009;107:S47–S64.
3. Knippenberg R, Lawn J, Darmstadt G, Begkoyian G, Fogstad H, Walelign N et al. Systematic scaling up of neonatal care in countries. Lancet. 2005;365(9464):1087–98.
4. UNCLSC (http://www.everywomaneverychild.org/networks/life-saving-commodities).
5. WHA66/2013/REC/1 (http://apps.who.int/gb/ebwha/pdf_files/WHA66-REC1/A66_REC1-en.pdf).
6. You D, Bastian P, Wu J, Wardlaw T. Levels and trends in child mortality. Estimates developed by the UN Inter-agency Group for Child Mortality Estimation. Report 2013. New York: UNICEF, WHO, World Bank, United Nations; 2013.
7. David H, Derek IJ. Essential paediatrics, 3rd edition. London: Churchill Livingstone; 1994.
8. Perlman JM, Wyllie J, Kattwinkel J, Atkins DL, Chameides L, Goldsmith JP et al. Part 11: Neonatal resuscitation: 2010 international consensus on cardiopulmonary resuscitation and emergency cardiovascular care science with treatment recommendations. Circulation. 2010;122(16 Suppl. 2):S516–S538.
9. Kattwinkel J, Perlman JM, Aziz K, Colby C, Fairchild K, Gallagher J et al. Special Report: Neonatal Resuscitation: 2010 American Heart Association guidelines for cardiopulmonary resuscitation and emergency cardiovascular care. Circulation. 2010; 122:S909–S919.
10. Raghuveer TS, Cox AJ. Neonatal resuscitation: an update. Am Fam Physician. 2011;83(8):911–18.
11. te Pas AB, Wong C, Kamlin CO, Dawson JA, Morley CJ, Davis PG et al. Breathing patterns in preterm and term infants immediately after birth. Pediatr Res. 2009;65(3):352–6.
12. Kattwinkel J, Perlman JM, Aziz K, Colby C, Fairchild, Gallagher J et al. Part 15: Neonatal resuscitation: 2010 American Heart Association guidelines for cardiopulmonary resuscitation and emergency cardiovascular care. Circulation 2010;122(18 Suppl. 3):S909–S919.
13. Schmölzer GM, te Pas AB, Davis PG, Morley CJ. Reducing lung injury during neonatal resuscitation of preterm infants. J Pediatr. 2008;153(6):741–5.
14. Björklund LJ, Ingimarsson J, Curstedt T, John J, Robertson B, Werner O et al. Manual ventilation with a few large breaths at birth compromises the therapeutic effect of subsequent surfactant replacement in immature lambs. Paediatr Res.

1997;42(3):348–55.

15. Guideline 13.4: Airway management and mask ventilation of the newborn infant. Melbourne and Wellington: Australian Resuscitation Council and New Zealand Resuscitation Council; 2010.

16. Nehme Z, Boyle MJ. Smaller self-inflating bags produce greater guideline consistent ventilation in simulated cardiopulmonary resuscitation. BMC Emerg Med. 2009;9(1):4.

17. O'Shea JE, Thio M, Owen L, Wong C, Dawson J, Davis PG. Measurements from preterm infants to guide face mask size. Arch Dis Child Fetal Neonatal Ed. Online 10 April 2015.

18. Helping Babies Breathe (http://www.helpingbabiesbreathe.org/resources.html).

19. Apps.who.int/iris/bitstream/10665/160198/1/WHO_EVD_Guidance_strategy_15.1_eng.pdf?ua=1

20. http://www.who.int/water_sanitation_health/hygiene/envsan/infcontrolenv_mgmt.pdf?ua=1

21. Tietjen L, Bossmeyer D, McIntosh N. Infection prevention: guidelines for healthcare facilities with low resources. Baltimore: Jhpiego; 2003.

22. Msemo G, Massawe A, MmbandoD, Rusibamayila N, Manji K, Kidanto HL et al. Newborn mortality and fresh stillbirth rates in Tanzania after Helping Babies Breathe training. Pediatr. 2013;131:e353–e360.

23. WHO Pocket book of hospital care for children: guidelines for the management of common childhood illnesses, 2nd edition. Geneva: World Health Organization; 2013.

24. Gates M, Binagwaho A. Newborn health: a revolution in waiting. Lancet, Every Newborn Series. Online May 2014.

25. http://www.newbornwhocc.org/2014_pdf/Care%20of%20normal%20newborn%202014%20.pdf

26. ISO 10079-2:2014 Medical suction equipment-Part 2: Manually powered suction equipment.

27. http://www.path.org/publications/detail.php?i=2401

28. Sivan Y, Merlob P, Reisner SH. Philtrum length and intercommissural distance in newborn infants. J Med Genet. 1983; 20:130–1.

29. http://www.path.org/publications/detail.php?i=1565

30. United Nations Commission on Life-Saving Commodities for Women and Children, Commissioner's Report, September 2012, Table 1, page 7. New York: United Nations; 2012.

57检